U0216000

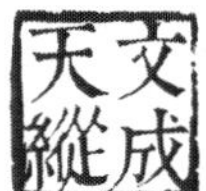
文成
天縱

中醫古籍稀見稿抄本輯刊

ZHONGYI GUJI XIJIAN GAO-CHAOBEN JIKAN

李鴻濤 主編

10

廣西師範大學出版社
GUANGXI NORMAL UNIVERSITY PRESS
·桂林·

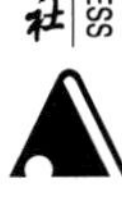

第十册目録

第十册目録

神效奇方一卷

〔清〕崙墟公輯

稿本

神效奇方一卷

本書爲中醫方書類著作，係輯抄驗方而成。輯者崙墟公，生平不詳。書中輯録常用驗方太乙紫金錠、金瘡鐵扇散、仙傳黑虎丹、梅花點舌丹、生肌玉紅膏、冰硼散、白降丹、三仙丹、玉樞丹、鯽魚膏、洪武帝親試方等一百六十餘首，其中既有歷代名方如藿香正氣丸、六合定中丸，亦有民間驗方如瘋癬方、洗脚濕方、洗眼奇方等。書中方劑雖未分門類，但以外用爲主，且較爲實用有效。

神效奇方

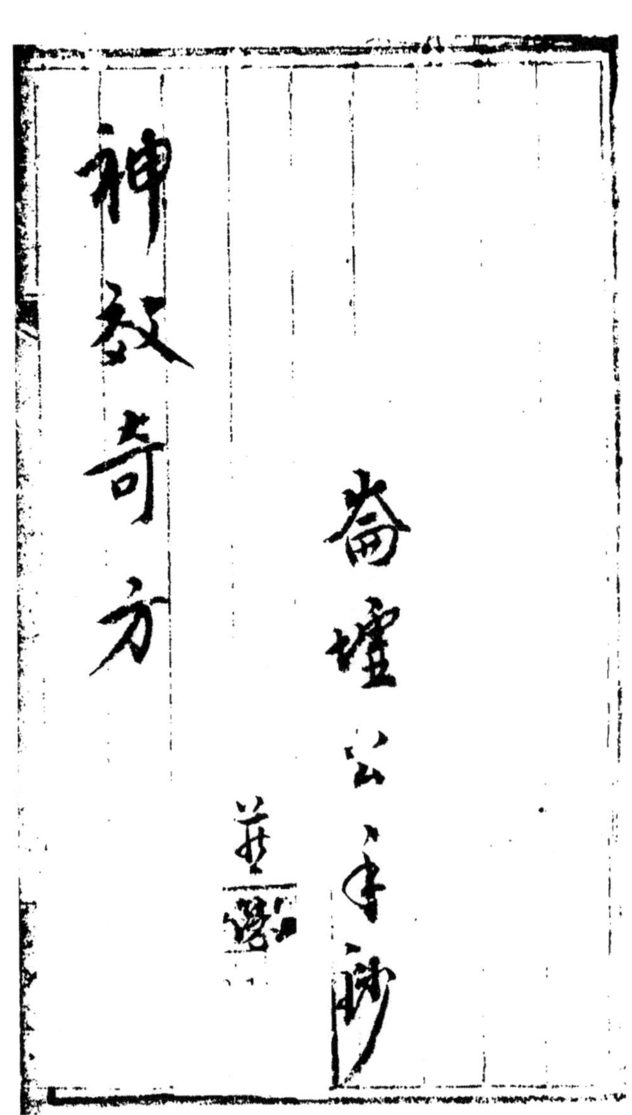
神效奇方
崙壇公手鈔

神効太可方

太乙紫金錠爲治暴中暑氣風邪昏暈霍亂吐瀉痧脹心痛山嵐瘴氣不服水土解毒癰瘡利関通竅居家出门不可少之聖藥

毛茨菇去皮毛淨焙二両　五棓子淨焙二両　紅芽大戟焙一両半　硃砂飛一両　千金子去油焙一両

明雄黃一両　當门射香一両

共藥精製于端午日或七夕重九或天德天醫月德之日修合以糯米濃飲調和杵搗光潤每定不病勢重者連服之定務潔淨爲妙凡飲食遇毒用凉水磨服　瘴氣疫痢

凉水磨服惡毒疔瘡癰疽腫毒一切外症未潰時用無灰
酒磨服外用水磨塗患處陰陽二症傷寒心悶胸寒瘟
疫喉閉喉風用薄荷湯待冷磨服痢疾傷霍亂痧脹
痰喘用陰陽水服胃氣痛用冬灰酒服或姜湯服男
婦顛狂者豬羊瘋鬼交男魘魔用石菖蒲煎湯服中風中氣
口歪牙緊筋縮癱瘓須酒磨服　毒蛇瘋狗豬虫傷命在
須臾酒磨服灌下並塗傷處再飲葱湯一碗取汗立甦新
久瘧疾臨發時東流水桃柳枝湯磨服　小兒急慢驚風府
痢黄腫痞癖牙關緊閉用薄荷湯磨服加蜜調和　頭似搖

患處打撲損傷用松節炒沖酒服　頭脹太陽痛偏正頭疯葱湯磨服仍塗太陽穴天行疫症傳染者用桃根煎湯磨服少許鼻孔內病家不染一服此丹大人服一錢虛弱減半小兒未週歲服半分或一分若二三歲服二三分得吐利勿利後用溫弱粥補之病重者連服二錢孕婦忌服

金瘡鐵扇散神方

象皮　龍骨各味取古的　老材香山陝人家棺中所塗年久易拆遷葬者旧棺中之松香謂之老材香如無用降香代之　寸柏香即松香中之黑色者　松香每斤松香一同化攪均傾入冷水中取出聽用　枯凡各等

以上六味將象皮切薄片用鐵篩焙黃色以干為度共研細

末用磁罐收貯黄蜡封口勿泄氣遇刀石破傷者用藥敷傷口以扇向傷處搧之立愈忌卧熱地如傷處發腫煎黄連水用羽毛蘸塗即消　此方明德晋时刊布云陽曲民刀傷在左耳根深寸餘又傷項頸横長三寸血湧滿地殞命但胸中微温有韓士勇者敷藥扇之須臾血止呻吟而甦越日結痂經旬全愈詢係醫士盧福堯之藥曾治太谷縣人剖腸出數寸亦痊因重金購其方救治良多凡有致命重傷人已絶氣但胸口微温者不論日數皆可起死回生真神方也好善君子宜便以救人于世

仙傳黑虎丹　專治男婦氣血衰敗筋骨寒冷幷感風濕傳于經絡手足麻木筋骨疼痛久在成左癱右瘓口眼歪斜中風不能步履

蒼术切片　草烏泡切片　生姜泡去皮　葱連鬚研爛

共和一處拌匀醋春夏三日秋七日冬十日每拌一次候日数足晒干再入後藥

五靈脂　乳香　没藥俱去油各三錢五厘　川山甲　朱　自然銅一兩五錢火煅淬七次

共研细末好醋和丸如桐子大每服三十粒空心用热酒下又婦人血海腹痛臨卧醋湯下二三十丸不可多服服後飲冷水　婦人鷄

爪瘋十指搐搦服此丹立愈孕婦忌之

鶴膝瘋方

番木鱉（四兩酒泡去皮麻油燉枯浮起方度以陳土炒干用兩）　大西附子（一兩重者用童便煮過去皮咀片焙干用兩）

大楓子肉（兩用灯竹用水煮過研細去油兩）　川山甲（一兩洗凈土炒研細）

右四味研細和勻每服七分空心酒下極醉出微汗七服除根

又方

苦參（八分）地榆（半斤用酒三碗煮至一碗多服為妙）

干霍亂絞腸痧　凡手足厥冷吐瀉不得轉筋入腹氣冷欲絶炒鹽（一兩）

牙皂（一個不用水送服即吐開窠即愈）

胃氣痛方　預製施人最有功効

沉香一錢　五靈脂一兩　母丁香一錢　射香一分　巴豆霜一錢去油務淨

研細末端午日于淨室中避雞犬婦人以米醋打糊為丸如蘿卜子大每服三丸先取一丸置舌上噙化隨津嚥下第二三丸亦如前法噙化其痛即止設若不止乃中法其胃用大烏梅十枚焙干為末好酒送下即愈

噎食良方　膈食噎氣服藥無不効者用婦窠燒存性研末每服三錢溫酒調下一窠可治九念即愈鵓鴿也

飛龍奪命丹　專治疔瘡惡毒發背腦疽乳癰一切無頭惡瘡

無頸服之有頭已成者立愈病危者有生乃惡瘡中之至寶望

不可輕忽萬無一失

蟾酥下老酒化　乳藥　銅录各禾　明雄黃一禾　血竭

胆凡　寒水石　硃砂各禾為末　輕粉　氷片

射糸各分　蝸牛廿个連殼　蜈公一条酒炙黄去頭足

共研细末將蝸牛搗作泥合藥為丸如綠豆大若丸不就以熱酒加麵

糊為丸每服二丸用葱白三寸令痛者嚼爛吐于手心中男左女

右手將丸藥裹于葱内用無灰酒送下飲酒三四盃于無風處衣被

蓋覆約人行四五里路之久再飲熱酒數盃以助藥力發熱大出汗

為度如汗不出再服兩丸即効初覺者服二丸即消三五痛重者再服二丸如疔瘡走黄過心難治汗出冷者亦死 如病人不能嚼葱即搗爛裹藥吞下服後忌生冷々水黄瓜茄子胡桃燒酒油麵鷄魚發風一切發物忌食

蟾酥無蜈蚣

痔漏方

犀角 象牙 乳香 没藥研各 明礬九不

黄蠟不

用銅器將蜡溶化入藥没為丸如桐子大取連翹金銀花

貯瓶中以好酒煮半日取酒去渣服廿一立自愈

眼藥方

射香一分　冰片一分　珊瑚一錢　瑪瑙一錢　真熊胆一錢

血竭五分　珍珠一錢　見頭五分　宀生一錢　青鹽五分

浇砂五分

抱龍丸

胆南星一兩　天竹黃一錢　雄黄一錢　辰砂一錢　射香一分

右藥為末甘草汁為丸凡諸痫痰驚热以金銀花生姜

薄荷燈心煎湯服

梅花五氣丹　治腦疽發背疔瘡初起寒熱交作筋骨疼痛或如傷風寒惡心吐嘔但未成並宜服之此方屢試屢驗設或不效只恐其藥不真蟾酥持假也故前有取蟾酥之法

梅花片廿　射香廿　輕粉不　辰砂不　乳香不　沒藥不　牛黄不　瓜兒竭　明雄黄不　蟾酥一不

以上研極細末于端午日辰時製蒸至午時入蟾酥向日為丸如茄子大用曬干用川椒二十七粒灯心廿七根同藥收貯罐內以密封口勿令泄氣凡遇惡大毒用小匙取出一丸先

將美鎮兩痛者吃飽次用水漱口再含一口候口內水稍溫可將葱白五寸入口同水嚼爛咽下隨將丸安放舌下睡于煖處以被蓋好居化了若水餘了咽下重者二三丸亦可丸化即了汗出如淋則諸病皆除如冬月雖以出汗丸化後再將葱白湯灌下亦妙又如瞎疔人所不知覺及知覺則攻心人便昏沉難治矣急則不能依法服藥可速用葱白帶根七枝搗酒煎酒一盃研五丸灌下藥氣到心其功如潑雪患者即醒此為外科第一方

白玉丹

寒水石一两　龍骨一两　鉛粉一两　冰片不　射香半

先將寒水石研至極細末次下龍骨再研細細再下鉛粉冰
片射香同研後下鉛分合研均入磁罐裝貯不可出氣專
治遠年臁瘡諸般大毒不收口者敷上即生肌長肉神
驗此方用過好及斧傷跌打損傷俱患處三日不下水仍
然旧好切忌食牛犬肉　再用雄猪油二斤搗熱黄蠟
一斤銅綠六两研水飛過淨　將三味和均攤膏上其臁瘡先用
白玉丹搽上再用此膏蓋貼之愈效比搽半月其瘡即
愈也

三生有幸方

大黄、不 五苓旨 芣 巴荳 不去油淨

共、為細末用豬牙皂角打碎煎湯為丸如豆大服九九三次吞下 大便不通牙皂角湯送下小便不通竹葉灯心湯下經水不和紅花湯下一切痢疾茶叶酒下打破傷風乳香沒藥湯下發熱棗湯下肚痛黃酒下傷食傷食萊菔湯下捶破枝心煎湯下自痢姜湯下腹痛黃酒下 赤白痢甘草姜湯下取積追蟲檳榔下九種心痛、先鹽白滾水下發冷姜湯下產後血塊痛當归下左癱右瘓口眼歪斜

酒下小兒驚風黄〻湯下男女氣滯姜湯下〻牙痛將藥放痛

處噙化吐腹痛脹痛撻破跛止煎湯下白〻姜湯下腹痛

黄〻酒下

膏藥方

全归當　川烏　藁本　白芷　赤芍　草烏各等

大生地　肉桂　羌活　象皮　姜蚕　川芎各等

生大黄　玄參　血结　血餘　乳香　没藥各等

金毛狗脊　蘄蛇牙　蜈蚣十尾

右藥二十味用麻油二斤煎枯濾去渣滴水成珠再加

血丹一斤成膏分加川烏五錢草烏五錢射香一錢研極細末

用磁罐貯之臨貼搽膏上若患處皮破切不可用

午茶方 此方五月五日製

六曲二兩 麥芽二兩 山查一兩 廣陳皮一兩五錢 紫蘇一兩五錢

厚朴一錢 半夏一兩五錢 川羌一兩 防風一兩 荊芥一兩

連翹一兩 柴胡一兩 砂仁一錢 茶葉一斤 甘草一兩

各等炒焙分加枳殼炒一兩五錢

治白[illegible]淋

黃柏 黃芩 歸尾 茯苓 土苓

黄連 甘草 防風 荆芥 陳皮

銀花 槐花 車前

用灯心竹叶湯爲引

昔日西川有一大夫名陳精運到青州城下見一婦人走高山上望南行走如飛約年三十餘歲手執棒一条趕一百歲老兒精運問婦人曰何打老兒婦人答曰是吾之孙也吾乃五百歲孙兒一百五歲老兒不肯修煉服藥所以打之精運下馬跪拜回顧求此方傳留救濟于世人因名打兒丸 能治五勞七傷陽

氣不舉，真形衰弱，精神短少，不能行走，夜多

夢，眼目昏花，腰膝疼痛，兩足麻冷，此藥服七日，身輕

響如雷，步履青雲，能除百病，此方難得者可

忘傳於身之至寶也

石菖蒲 用銅刀刮，无切咀，佳用嫩桑枝同拌蒸三炷香，取出曬干，勿用鐵刀，令人吐逆 一兩

川牛膝肉 淨一兩 水酒洗去塵土，用黃津水汁浸一宿，炒干

淮山藥 淨一兩 去皮

遠志肉 淨一兩 用甘草煎水泡去皮心，曬干

巴戟 淨一兩 用酒洗去土，浸一宿，去心，用甘菊花同拌蒸一夜，取出炒干，取出去菊花不用

續斷淨二兩 用酒洗浸一宿去蘆剉碎炒干

北五味淨二兩 用銅刀切兩半去仁用蜜浸一夜曬乾用米泔水洗

白茯苓淨二兩 去皮切碎為末用水攪澄浮去筋膜取出曬干蒸 浮面令眼花

楮實子淨二兩 用水浸三日取出蒸兩個時辰取出焙干

山茱萸淨二兩 用溫洗去核去長安明為佳襄陽陝西者次之酒蒸 此出崔台見茶不可用

淮熟地淨二兩 用酒洗浸一宿蒸一時搗爛焙干

肉蓯蓉淨二兩 用清水浸一宿洗去泥切開取出中心殘筋至二兩 不取出用麥曲炙焙干

甘枸杞淨二兩 去蒂

小茴香淨二兩 用清水洗炒干

依草根用净水兩製依净为末用好酒一鍾同水半升麵糊为丸如桐子大空心白湯下或淡鹽湯送下三十粒初时服十五粒逐日加進服三十丸止不可多服

梅花点舌丹

治一切無名腫毒發背癰疽疔瘡對口便毒魚口用之即消宣痛無膿即消有膿則[illegible]易[illegible]完口

神砂　雄黄　白硼　血竭　乳香

苦葶藶一錢　没藥一錢　蟾酥一錢　牛黄一錢

冰片半　沉香半　射香一錢　熊胆一錢　珍珠一錢

以上選上好藥品誠心修合為細末浸蟾酥和匀為丸

如桐子大用金箔為衣每服一丸壓舌下〻下津嚥下藥

老用滚湯飲酒

鉄箍散　專治無名腫毒

桐油　血餘　用黄柏一大片塗雄猪膽[illegible]猪雞[illegible]

至掃上炙乾再掃數次炙極干為度臨用時加[illegible]

研末再用製黄柏三分為細末同前二味用雞子嫩[illegible]

將黄柏空生青用熬成膏妙〻

千里馬不用粮

麥麵一斤 厚麩六斤 蕃曲二斤 茯苓四兩 甘草一兩

生薑四兩 乾薑一兩炒焦

共研為末拌勻蒸熟為塊臨時研末冷水調一匙

食之可耐饑十日耳

秘傳肥兒丸 大人亦可服

此方得之異授屢經數十明醫較定專治小兒肚

大青筋骨瘦無焦瀉痢疳等症服之瘦者能肥

弱者能壯功應如神手到見效病俱頓此藥

服愈豈可自秘用佈廣傳

白术二兩土炒飯上蒸晒三次 建蓮二兩 山藥二兩 山查肉二兩

黄蓍二兩蜜炙同上蒸 神曲一兩 白茯苓飯上蒸一次 白芍一兩酒炒

白扁豆炒去殼一兩 陳皮一兩 澤瀉一兩 甘草二錢

如瘦極加人參 腹痛加蘆薈一錢 腹中泄瀉加肉果

麵煨二錢 肉積加砂仁 大便不結加川黃連薑炒二錢

濕熱加銀柴胡二錢 骨蒸熱加地骨皮一錢 蟲積加使

君子肉炒二錢 肚腹脹大小便稀水腸鳴作瀉加

檳榔一錢 木香五分

右藥為末 米糊為丸梧子大 空心米飲湯送下二錢

此等病不甚者平时與常吃藥是服法不必要
丸可作散末或研細粗粉肉勿走藥氣用米湯調
服或加米白糖亦可

稀痘奇方

立春日前一月將絲瓜七个用麻布袋盛上用
絲瓜扔浸尿缸內要調約一月取出袋盛用
水泥埋土內三日不可人走踏破立春日早用泥處
確煮三枚須糖心令小兒易吃中个二个諸物莫
少進恐太飽不能多食按期一日內吃完如見以

者一二夜亦可服三年毒重者必殊毒種者不出按
瘡皆父母遺毒人所難免今用屏陵法以消除
天之毒用土埋法培先天之氣又當去毒百
物因陽之日服之毒消瘡稀此天然之理也勿
藐視易忽之

凡種毒初起紅腫甚用此鉄箍散敷之止痛解
毒即消如日子多天將成膿紛要穿潰用此
亦可種痘未容易收功乃神之方也

生南星 不 生半夏 不 生大黄 不 川五棓子 丏炒

共研為末用熱醋調敷々後用舊綿帛護之凡熱毒此藥

敷之工易於干燥和敷後其將已干燥藥力不能入內

又恐跌落時々以醋潤之未成者猶可通敷如有頭者必須

留一孔於帛亦剪出一孔使其出氣只敷紅腫處易于穿

潰

治牙痛方 此方驗過

冰片五厘 射香五厘 樟腦五厘 硼砂一錢 兒茶六分

共研細末搽之即愈

涼藥方

薄荷三分 兒茶弍錢 龍骨三錢 阜一錢 甘草一錢

珍珠半分 冰片壹分 后入人中白二錢

共八味即口瘡又名長肉藥能勻稱磁器盛之收

取速効加紅藥少許

紅藥方

兒茶一錢 辰砂二分 滴乳弍分去油

共研極細末收藏加前藥同用乃去腐生新化毒之神藥也

如重症取速効而奏奇功以紅藥加綠藥同再加牛黃

珍珠末各五釐我一分其効甚速若病症後患牙癰

者非此刀味不効 前條毒如腫而紅起而熱甚者多加
薄荷丹加冰片取其辛涼散發若不腫無腫則以涼
藥為主本方但多加兒茶珠末龍骨配成此等急藥
也 凡喉症碎破者俱用此方長肉如遇牙府穿牙
疳毒熱出口府可兒和生肌毒口府本方 加牛黃倍
珠末多不奏効若黑腐臭爛者不治 去兒茶多服症
如乳橘皮者不治 如瘡後口府去茶稍龍骨加牛黃珠末
但極西難治効者數兩速効加牛黃二分珠末六分
滴乳花妙乃秘法也

腰痛仙方

玉竹一兩　川續斷一兩　大熟地二兩　黃芪一兩　骨碎五錢

杜仲一兩　當歸一兩　淮膝一兩　用豬一斤煎服

萬應膏藥方

蔴油一斤　蔥一斤　水粉六兩

遠年咳嗽

蘿卜　雪梨　搗汁熬成　加麥冬　前胡　茯苓　百合　五味　合熬

成膏入土去火毒　每日清晨用白滾水服

立止牙痛　此方驗過

朝腦一錢 川椒一錢 硼砂二錢 牙硝一錢 明雄二分

共為細末用瓷罐盛好勿令泄氣其牙疼痛處

牙根上呂出其虫即出驗極

十寶抱龍丸 專治小兒急慢驚風傷寒痰氣之症前

淺背方治

胆星一錢 天竹黃八分 雄黃一錢 神砂一錢 珍珠一錢

牛黃半分 射香 下

共為細末雪水煎甘草膏和丸如芡實大金為衣每二

歲服一丸五歲二三丸薄荷湯下驚風甚鈎藤天麻下

治虫牙痛丹方

用蘿葉二三皮取汁滴入人乳和勻右痛則點左眼角眼

工侍片時虫出入冷水內可見虫行

藥酒方 史國公的

川芎 二兩去油 水洗　花木康 二兩 炒　白芍 二兩 炒　防風 二兩 去蘆　枸杞子 五兩 炒

秦艽 一兩 去蘆　萆薢 一兩 酒炙　羌活 二兩　川牛夕 一兩 去蘆　當歸 一兩

鱉甲 二兩 炒黃　虎頸骨 二兩 炙　蒼耳子 一兩 搥碎　油松節 二兩　白茄根 一兩 蒸上

杜仲 一兩 薑水炒去白　白朮 二兩 去蘆

右為咀用絹布袋中入坛內好酒三五斤封好口浸十

四日將湯放鍋中煮一時浸在泥中退火

千金散毒錠即玉樞丹又名聖援丹一名萬病解毒丹此藥能解諸毒治諸瘡利關竅通百病起回生之奇功也

山茨菰 二兩去皮洗焙　川文蛤 三兩槌碎洗淨焙乾　紅芽大戟 兩半去蘆根洗焙乾

射香 研細三錢　千金子 一名續隨子去殼白色者用紙包壓去油淨取成霜一兩

右製法宜午日午時修合各研極細末和合各兩擣勻用糯米濃飲調和于木舂內杵數千下每錠重一錢每服一錠病重者連服通利一二次無事以粥補之凡服須

磨外敷水磨

鐵箍散

白芷 黃柏 大黃 白芨 白蘞 各等分

川烏刃 生半夏一錢 草烏刃

共爲細末醋調搽患處

清胃散 治牙痛有効

升麻卄 生地一錢 牡丹皮一錢 黃連一錢 當歸一錢

又方

胡蜂窠一个 枯礬末擦爲妙

六一散

滑石（研爲包）六兩 粉草兩

共爲末和匀冷白滚水或蜜水下

一笑丹

蜂房一个 每孔用食盐塞内 燒灰爲末將醋含吻

時吐出方擦藥在牙痛處

急慢驚風奇方

一半硃砂一半雪 其功全在青人葛節 因出

任他死去也還魂 服時須用生人血

硃砂樟分 各等分 三味研末用極壯人血為丸

香油方

檳楂二兩 廣竹四兩 羊竹一錢 丁香三錢 白芷一錢

高良薑三錢 大黃一錢 紅花三錢 射香二錢

松脂二錢 杜香二錢 辛夷藍一錢

以藥用菜油十斤泡好油少些加分兩

生肌玉紅膏　此膏專治癰疽發背諸般潰爛棒

毒等症用根腳抹膏放掌中揉化遍搽新腐肉上

外用太乙膏蓋之大症早晚洗換兩次內並服

大補脾胃壞蓋其腐肉易脫新肉即生瘡口自
斂此乃外科收斂之神劑莫善也
白芷五錢 甘草一兩二錢 歸身二兩 瓜兒血竭四錢 輕粉五錢
紫草 白蠟二兩 麻油一斤
先用當歸甘草紫草白芷四味入油內浸三日大杓
內慢火熬藥凝枯色細絹濾渣去清將油復入
杓內煎滾下整血竭化盡次下白蠟漸火亦化先用
茶盅四只預放水中將膏分作四處傾入鍾內候片時
方下研極細輕粉每鍾內投和不攪攪 候至一伏時取起

不得加減致服不効

冰硼散 吹喉

冰片 射香 靛花 血竭 川連

牙皂 黄芩 各等分共为細末

白降丹

水銀两 明礬一两 牙硝一两 皂凡一两 食盐朱

用水火煉三寸香为度用陽塵罐二个对合结胎

須法其藥共研須出汗方將藥粗似平淨

梅花五香丹

劈砂一錢水飛　月石一錢　乳香去油一錢　沒藥一錢

苦葶藶一錢　西黃一錢　蟾酥乳化一錢　冰片一錢

沉香一錢　琥珀一錢　真熊膽乳化一錢　麝香一錢

真珠豆腐煮一錢　金箔一錢　膽礬一錢　金葉四十張為衣

右為細末，入蟾酥熊膽為丸，如桐子大[黃豆]，金葉為衣，用葱酒服，以醉為度。

蟾酥丸

蟾酥一錢　輕粉五分　枯礬一錢　寒水石一錢　銅綠一錢

乳香一錢　沒藥一錢　膽礬一錢　麝香一錢　雄黃一錢

蝎半条　硃砂三分

共為研細為丸如菉豆大用烟葱白頭湯送下

拔疔散

白丁香一钱（壁上者為佳）　白砒一钱　巴豆廿粒　鼠粘子炒一钱

硼砂卜

製白砒法用點錫溶化將砒放錫上待其烟尽為度共為細末粘米飯為丸如菉豆大捍扁被疔頭用膏藥貼上一日換三次可拔

拔疔膏

白芙蓉葉四兩 白斂兩 白芨兩 生大黃兩

蝸牛兩

用麻油二斤熬至滴水成珠起鍋時下炒黑陳小粉

十弍兩 生南星兩 生半夏兩

治喉癬症

百草霜 冰片研細末吹入即愈

治雙蛾症

人指甲男左女右不 冰片下 尾工炭研細末吹入

白玉膏

宫粉一錢 輕粉五分 豬脊筋一條 黄占三分

三仙丹 凡遇瘡潰者將丹少許放瘡處用膏藥貼

之拔毒去腐生新之妙藥也

水銀一兩 淨硝一錢 枯凡一兩 硃砂一錢 不用亦可

其煉丹之法先將丹底鋪于小鍋中心後將淨硝

明礬研細拌勻鋪于丹底面上再將水銀貯于中

以將新碗覆之再將明凡末在碗口勿令泄氣再

用頂好潮砂鋪于鍋中擁住其碗不得走泄其藥

氣如走其丹皆空而碗中可用新棉花少許在碗

底肉候其黄色其丹已成或三炷香為度飛滑淨

室中雞犬不聞之所大抄

纏腰火丹

龍胆草為末棉漆調搽

玉樞丹

红芽大戟淨一兩半　山慈菇去毛一兩　千金子淨霜一兩　紋蛤二兩

射香一錢　雄黄一錢　硃砂一錢為衣

研細末糯米飲湯為丸

鐵箍散

芙蓉葉兩 係小粉兩 蝦蟆四只

將好醋貳斤燉滾將蝦蟆入醋內燉枯去渣將芙蓉叶末研入醋內收干用將好醋磨敷患處可退

紫袍散 治咽喉十八症

生石羔一分 硃砂一分 硼砂一分 青黛一分 膽礬一分

冰片半分 山荳根二分 人中白二分 玄明粉二分

共為細末入磁瓶內封固用時吹入喉即愈

治瘡癤藥膏

生姜一斤（槌碎） 大蒜瓣一斤（槌碎） 葱白四两 槐树枝一斤（向阳）

蔴油四斤半

熬好去渣滴水成珠下黄丹二斤

鲫鱼膏

鲫鱼一斤 虾蟆四只 大蒜头四两 贝麻子仁四两 麻油一斤

铅粉四两

先将麻油煎滚次将鲫鱼放在油内煎枯取出又将虾蟆大蒜头贝麻子仁熬黄取出将铅粉炒黄色少许入油内用嫩柳枝搅匀成膏

洗眼奇方　此方乃終南山道人傳

皮硝一錢　桑白皮一兩　用水半鍾　煎至七分　過期而洗不

論諸眼洗一遍復明

洗期

正月初五　二月初二　三月初三　四月初九　五月初五

六月初四　七月初三　八月初十　九月十二　十月十二

十一月初四　十二月初四　閏月仝前

此吉星日子乃通光明也

梔子金花丸

梔子兩薑汁炒 黃連兩薑汁炒 黃芩兩酒炒

此方為治內熱氣滯紅赤痢疾熱肚中疼痛流鼻血等症其藥共為細末麵糊為丸如梧子大每服三十丸或茶或溫水送下

咽喉十八症奇方

青黛一錢 硼砂三錢火煅過 薄荷淨葉 冰片一分 明雄五分

共為細末研極細收貯每用鵝毛管或竹筒吹入患處神效無比再用後煎方服之稍停須臾即愈

又煎方

玄參錢 桔梗錢 山梔錢 連翹錢 薄荷錢

防風錢 黃柏錢 黃連錢 茯苓錢 甘草錢

治一切無名腫毒膏藥方

草麻子百粒 男髮一丸如雞子大

熬膏入丹黃蠟成膏貼之即消

退翳如神方

硃砂 雞內金三錢 冰片 硼砂五分

研細末點一切雲翳如神

老幼眼內白雲方

一玩月砂六分 蜜煎爲丸 谷精艸五分 蜂糖二分

研細末用猪肝一具 用藥末 竹刀割開藥填 吃半食

湯不過三四次 雲開見日 大有功效

汗斑方

白附子 硫磺 陀生各等分

研末以姜片蘸搽 三五日即愈

痧藥方

硃砂二錢 明雄二錢 血丹一錢 海漂硝一錢去粗皮 龍骨二錢生煅

上硝一錢 硼砂一錢 五靈脂淘淨炒一錢 射香一分 冰片一分

又方

雄黄三钱 硃砂五分 牙硝三分 麝香三分 冰片三分

青礞石一钱煅 硼砂三钱 蟾酥一钱 金叶廿张为衣

脚心肿痛 因久行久立所致

用粗料底水和敷一夕即愈

膀胱筋

宣木瓜一钱 吴茱萸一钱 盐一撮 用水煎服永不发耳

猪肚丸 专治梦遗肌肉消瘦服之即胖神效莫测

白术五两陈土蒸炒 苦参三两酒浸炒焦 牡蛎四两煅过水飞

用雄猪三具洗净煮烂捣如泥 白术三味研末为丸如

桐子大每服三钱日服二次

喉痹舌大如脬 即时不救则死

冰片 火硝 胆矾 青黛二钱 姜蚕 中 硼砂二钱

研细末吹之即愈

止瘧神方

川山甲火煅红存性研末临发时用烧酒调下服如不

饮酒者以水酒调服不两愈後戒心嘈及煨猪肉食

之可也

三神膏 治一切痨膈食効方

黑沙糖 老姜各一斤 連皮 搗如泥入磁罐内封固埋于燥地中七日取出和滚湯服之

大頭瘟方 頸臉皆腫者

福建靛花一錢 鷄蛋清一个 燒酒一盃 攪匀吃下神効

又方

夏有大热之症引水斗者身热如火

黄芩一两 煎汁微温一氣吃下立愈

洗冤録解中蠱毒方

如膏白几不濡舍黑蓋不幸者中毒也

土常山　馬兜鈴　水煎服即愈

反胃仙方

枳殼　砂仁　青皮即流水中石上生者

萋子陰陽瓦焙干研末每服二三錢開水送下

大歸湯

全当歸分　銀花錢　生黄芪錢　生甘草分　川芎分

其川芎如上部加此味　中部加桔梗　下部加牛夕用酒

煎服

癰疽發背凡中熱毒眼花頭暈口乾背熱四肢麻木有紅暈在背間用槐花子大把炒褐色投酒一盞冲下乘熱飲之出汗而愈如不退再服極効

彭幸菴用此方三十年無不見効

背毒未成方

用活蝦蟆一只繫放瘡上半日即昏憒可置水中救其命再易一只亦跟然再易其蟆如舊則毒散矣屢試極効勿輕視之

凡患癰疽毒者用大蝦蟆一只剝皮蓋瘡口將蝦蟆皮肝剝

數次取孔以出毒氣自覺安靜且能起任瘡口不合長大可免螻蛄開氣來神効丨丨

腫毒及指上癰腫神方

獨囊大蒜百合數瓣搗爛同糯稽敷上即消

身上諸毒　癧瘡久不收口神効

獨囊大蒜一斤雄黃不拘多少共搗爛成餅貼之將艾乃放餅上灸一壯即愈

兩腿毒方

大黃末姜汁和勻遍圍搽待止露一頭不日即愈搭手毒

用全蝎三五枚去头核桃肉研细酒冲服一二次即愈

手發背方

生甘草 炙甘草 皂角刺 川山甲炒黄 知母各二钱 半夏二钱 加葱姜水煎 次即愈

對口瘡方

甘蔗渣 白狗屎烧燥研末和匀用竹管将稀绢包一孔入药末节上留寸余纸之即乘热在疮愈矣

可释恩

瘰疬川椒散

川楝子　何首烏　當歸　管仲　黄連各錢

貝母　夏枯草三錢　川山甲炒二錢　紫背天葵二錢

共研細末用豬肚斤半以豬一具淨艾將藥末坊湯入研

內攪勻濃三四次入以豬不住攪手去藥留豬每早晚

多服四十粒或湯或夏枯草當花地丁搗汁沖湯送下

此方驗過如神

瘰癧心簡易方　此方用印魚自揭母得來神効無比

土楝樹子經霜者妙川楝不用　雄鼠屎兩頭尖者　露蜂房燒存性各二錢

研細末每服二錢酒下三日一服不數日膿潰出斂

瘰癧方　楊世偉來神効無比

枇杷（葉去毛刷淨，燒干研末）　水白糖　等分　摔匀不拘時白湯送下服

完即愈

痔漏方

犀角　象牙　乳香　沒藥（各等分）　明凡　黄蠟　末

用銅器將蠟溶化入藥末為丸如桐子大夜達麵金銀

花貯豬肚內水酒煮爛甚後去渣服二三粒自愈

洪武帝親試方　又方不拘新久通腸漏沒孔出者服此

藥

胡黄連切片姜汁拌炒　刺猬皮去刺炙切片炙焦黄　射香一下

研末糊飯為丸梧子大食前服下不服後膿水又每乃

是藥力莫能追者膿血再服後取効藥

胡黄連淨炒　川山甲麻油炙黄色　石決明煅　槐花微煅多帶

共為末寧丸如梧子大早晚米湯下不如瘡漏可遂

有因突出起高者再加蓮房二十個煅存性研末入藥

内治諸瘡俱効

又取管方

刺猬胆用挖耳放痔漏眼内二三次其管自出

瘋癬足瘡方　遠近流黄水者

黄柏去皮用猪胆汁塗搽晒干数次刷透柏皮方研末先以花椒煎湯洗過拭干後以藥敷之二三次即愈

裙瘋瘡方

蘆干石酥煆研细麻油調敷日換即愈

血風瘡方　癬瘡虫瘡鬼夜瘡並効

大楓子肉两　蛇床子两　水銀二錢　白錫錢　枯凡不多研末先將錫化開入水銀以後入藥末桐油共搗匀

搽瘡宜少些

下疳陰瘡方

宮粉錢半 水銀三分 冰片一分 以錫溶化入水銀勻之共

研末搽患處

瘰癧頸方

用碗器搥碎水粉雞子清調敷或百艸霜研末

用麻油調敷立効

目珠疼痛方

夏枯草二兩 烏附二兩 甘艸四分

用为细末，每服二钱，用茶清调敷服

八珍糕

专治小儿脾虚泄泻不止

云茯苓　两　淮山药　一斤　薏苡仁　两　建莲　两

白扁豆　两　芡实　两　糯米　炒　一升　粳米　炒研　一升

用沙糖调服

香油方

排草　洗　一两　零草　洗　八钱　山柰　一钱　甘松　洗　五钱　良姜　一钱

白细辛　洒洗　二钱　白芷　两　毛姜　二两　丁香　七钱　茶油　十二斤

浸晒用

急驚丹　專治小兒身熱痰壅，忽作驚風，此方極妙，屢屢試驗

用薄荷地中蚯蚓一條，要白頸的，洗去泥，搗爛，用滾

水沖服，即愈。若有翻泥，極可加童便，合白滾水調服

鯽魚仙方　治對口一切手足瘡瘍毒，立愈

活鯽魚一尾，生山藥（合鯽魚長），深研一半，搗爛敷上，如神

即去之。更治痰癧，即起，其效如神，俱係親試有驗

太乙膏　此膏治瘡毒如神，及遍跌撲湯火刀斧傷損者

皆宜用，服外貼，立有効

玄參　白芷　赤芍　當歸　肉桂　大黄　生地

咀片用麻油二斤入鍋內令前藥浸一宿用炭火熾候藥黑浮起渣濾出入黃丹十二兩再煎滴水成珠則好製黃丹法丹炒紫色酒入和同用流水桶泡之丹入瓷水浸滿用棍攪浸一夜再炒如前三次方可研末入膏

普濟大瘋丹

東京開河掘得石牌一塊其上有天篆無字識者惟雲靈素逐字釋解乃是中風歌曰

天生靈草無根幹不在山間不在岸始因飛絮逐

東風泛梗青々飄上水神仙一味去沉疴採時須是七月半選甚癱瘓與中風些小微風都不算豆淋酒化服三丸鐵幞頭兒也出汗紫上浮萍要面青背紫者以七月半採曬干用蜜及黑豆汁為丸如桐子大凡主利中風及癱瘓皆活其此浮萍用以沐浴能生毛髮并治身熱手癢下水長鬚髮

瘋癱方

昔日江寧節度使子弟二十餘中風臥床五年遇一道人傳方用豨薟以五月五日六七八九月日

採其枝葉九蒸九晒搗末蜜爲丸如桐子大服于
空心酒送下二三十丸至二千丸漸添至四五千丸將滿
後服至六七千丸當復丁壯起行其効如神服後須
以飯三四匙壓之

太乙加味救苦膏　治癰疽發背一切惡瘡跌打損傷
濕痰流注風癱遍身疼痛腳腿軟弱膝無力
肉傷風帶心腹背脇攻刺作痛湯潑火傷刀傷棒
毒五損內癰七傷分瘡俱貼患處男子遺精婦
人白帶貼臍下臟毒腸癰亦可丸服諸般惡瘡毒

痛皆効功難者述 宜用

肉桂 白芷 當归 玄參 赤芍

大生地 大黄 各二兩 阿魏 三錢 輕粉 五錢 丁香 研末

血餘 兩 土鱉 二兩 乳香 研末 沒藥 研末 槐柳枝 寸長各一百段

黄丹 四兩

將以前味及槐柳枝用真香油五斤將藥浸油内

春五日夏三日秋七日冬十日日數已足用鍋内慢火

熬至藥枯浮起為度住火用絹濾渣將血餘投入

慢火熬至滴水成珠老嫩得所端下鍋來方可下阿魏切

片散于膏內將乳香浸重復傾入冷水以槐柳枝攪成塊再換冷水浸片時乘每膏半斤扯拔百餘遍再換冷水投浸臨用銅銚化開攤膏貼之

瘋癬方　此方驗過多次

鷄心檳榔 一个　白芷 三錢　白朮 三錢　川荊皮 二錢

川芎片 二錢

共研細末用好米醋和勻微擦碎敷患處立効

三日瘧方

北柴胡 二錢　檳榔 二錢　丁香 七只　烏梅 七枚　大棗 七枚

冰糖一錢 米仁七粒 用[illegible]一茶盃 和水煎服

洗腳洗方

蒼朮兩 苦參兩 黄柏一斤 煎水洗

又方

用甘菊花並浮萍草煎水洗

黄蘗方

牙垢 耳垢尾上焙干 川山甲 人指甲 金鍋尾少許

乳香去油 沒藥去油 射香少許 冰片少許 蟾酥少許

人乳化男頭髮有用明雄為丸為衣

此方屢治無名腫毒敷上即愈

金黃散

天花粉十兩 大黃五兩 姜黃五兩 黃柏五兩 白芷三兩

蒼朮二兩 天南星二兩 陳皮二兩 厚朴二兩 甘草二兩

共研細末用湯燒酒燉葱汁調敷

新增一切咽喉口舌等症神方

黃芩二錢 黃連二錢 梔子仁炒黑研細二錢 青梅干煅存性一錢

明雄黃五分 青黛水飛去渣曬干一錢 人中白五分 白硼砂一錢

牛膽硝一錢 枯白礬一錢

此上共為細末和勻加真麝香三分擂細再研和入小磁
罐內以烏金紙塞緊口每用芦管挑藥吹入患上一
天一夜吹十餘次待涎流出痰涎漸愈如有腐臭急
用料水灌淨或用猪牙皂角扁柏子和勻搗水去渣灌淨
藥五分加牛黄三分銅青　熊胆　珍珠各五分兒茶八分
製梅法大梅一斤去核入白凡食鹽各五錢拌勻再放磁
罐不拘多少層層間之一日夜取梅晒干收存汁再將
干搽灰存性臨用加入
製胆硝法冬月入朴硝在黑牛胆內掛在風處一百

廿日去皮用々夏月宜用冷水薷其灌口用雪醒紅

搗汁灌々隨地取有

猪肚健脾丸

建蓮子 淮山藥二兩 益智各二兩去殼炒 入猪肚內用水

一條貯肉兩頭扎好煮爛和鍋巴粉搗丸

急治乳癧方

凡婦人乳癧初起只用巴豆半粒貼眉心上即愈

不拘腫毒

用鷄蛋三个 稍破其皮殼細稍每个二分 將綫用煮

法用米少許將水煮付圓仔和起者共須一个成功者三个立愈食时須候量飲酒

久痢不止

上好熟楊梅將老好酒浸一二年去核用瓦上焙成灰茶上好陳細茶叶同法焙灰茶用酒吞送下米湯亦可如小兒用每次調服立効

牙癰牙边生癰者如至大此脾胃火旺也宜用小尖刀與破搽以冰片散再服清胃湯柑桔湯無不愈矣

露牙此症蓋屬胃或風露而入齒腫或飲酒太過而腫浴或血氣而腫或剔傷而腫或房勞陰露而腫法宜以詳消息而治

川烏　藁本　獨活　荆芥　附子　各等分

皂角　細辛　川椒　水醋各半煎熱噙漱

牙衄牙宣謂胃中熱塞腸而宣露也亦謂之齦宣

此症蓋胃中出血上屬脾下屬胃吐血疾至斗緊難療急宜速治遲則難生先用棒灌

凈涎散吹藥

冰片二分 射香二分 大紅戎灰一錢 珍珠一錢 連末三錢

硼砂一錢 牛黃一錢 雄黃五分 龍骨一錢 鹿角灰二錢

桂子二分 硇砂一錢 人中白一錢 柳末一錢 寒水石

鷄內金一錢焙

右藥為末穿喉腫毒治之並好另研末和勻吹患

處

清胃散

歸尾一錢 升麻一錢 黃連酒炒一錢 丹皮二錢 生地酒洗一錢

紅益服

甘桔湯

生甘草二錢　桔梗二錢　花粉一錢　鼠粘一錢　連翹一錢

梔仁一錢　生連一錢　生地一錢

圍藥鐵箍散

多年陳小粉炒黑一兩　五倍子末一兩　金枝切燒存

右三味為細末，用醋調敷，常用雞翎刷之，以助藥力

萬應膏　同寄生瘡訪稿之用

赤石 乳香 沒藥各三 血竭三 蟾酥 朱

紫草茸三 雄黃一 犀角一 冰片少許

麝香五

右藥共為細末，粳米粥和勻，搗千下成膏

如逆一切瘡瘍，津液磨搽，水亦可

牙痛 新採李樹根，取白皮，搗細濃浸，時時含之

絕根 又方 巴豆去皮研為末，同飯為丸，如米大

入痛處 又 風牙 蜂房 李子 川椒 花椒 生姜 煎

陳醋半碗，煎濃熱漱之

癬瘡云　夫癬之生也由肝肺經濕熱及肺氣風
毒所發或生於面風醋易積水以致皮膚風
作遂成頑癬癬或如雲或如錢或如荷葉或長
歪其形有一叢于上者有陽易從叢于下者膝之間
腰腿有浸難愈年久者癬內濕熱所化有疥
虫極癢其名有六焉
一曰乾癬癬搔則出白屑索然凋枯如蟹爪路之形
二曰濕癬搔則膿水浸淫如虫走內極癢遇熱湯浴
之其痒不可當

三曰風癬，癬則皮頑不仁，全不知痛痒，皮膚如木。

四曰其狀如牛癬，癬皮堅而厚，有片剝之，覺有脂水出。

五曰狗癬，癬時作微痒，白點相連。

六曰乃癬論瘋，皆以雲岩云氣運則無害宅

治法當清心火，散肺風之藥服之。

疎風滌火湯

半夏（薑汁拌炒） 升麻 甘草 薄荷 石菖蒲

白芍 桔梗 白芷 連翹 羌活

白蒺藜、黄芩酒拌炒 天花粉

三味丸

苦参净末半斤 白蒺藜炒去刺末半斤 皂角一斤

煎膏加炼蜜为丸如桐子大每服一二钱白滚汤下

黑鱼汤　用豨莶叶铺锅底中间放鱼不拘多少上以

叶覆之白水煎熟食鱼肉吞其汁取出晒干磨末

炼蜜为丸服

搽药

川槿皮半斤 白芨皮半斤 甘草半斤 俱为末加巴豆十四粒末

鱉口板剉碎以樹末刃河水調勻入竹罐中用飯箸攪千餘下埋飯甑一夜每用少許搽之先以川山甲刮損方可搽之

翠青丹

此方去腐生新

古銅青一錢 乳香五分去油 射香一分 揚盘不 枯凡二錢 水片一分 以陸杏仁去油去皮 青黛二錢水飛 銀朱一錢

共为細末生肌拔毒立効 如死肉不去再加皂末六分水飛

搜膿丹

白芷銅錢 川芎錢 白芨錢 川連二錢 白斂二錢

廣木香五錢 射香八分 共為細末

楊梅瘡方 此方即遠頭神功散

川山甲五錢 知母四錢 皂刺四錢 姜蚕二錢 射香三分

鹿茸五錢 如無鹿茸可將牙皂二錢代之 大黃一兩

乳香五錢 沒藥五錢 川貝母四錢

右藥同水兩鍾 每早空用射香沖服

斂口方 專治多年臁瘡不收口將此藥上之立效

冰片一錢 龍骨五錢 輕粉五錢

右藥為末先將瘡用甘水洗淨瘡口然後上藥收口如神

白螺散　專治楊梅結毒下疳等症

白螺螄殼（火煅研細末）五分　輕粉五分　鉛粉二錢　砒霜一錢

冰片五分　共為細末麻油調敷

血瘋瘡

雄黃二錢　硫黃一錢　川椒一錢

右三味為末用雞子黃炒成油調敷麻油亦可

八寶丹　長肉生肌

三黃煅爐甘石一錢　龍骨三分　真珠五分　冰片半分

象皮五分　兒茶一錢　麝香半分　血竭五分　為細末

清火搽膏

川連　黄柏　黄芩　各等煎濃汁再取好芦甘石

淨明者　煅紅投入汁内自枯後又煅收汁三五次研

末收貯其名三黄芦甘石又可入眼科用

蠶砂丸　治一切久痔漏内外皆治

蠶砂一兩　蕎麥麵一兩　用雄猪膽十枚合為丸每早空心開

白滾水服重者三錢輕者分服無不應驗

取管化方　專治多年近年用之無不立効

白雄雞大腿骨一付刮洗淨再用白砒霜一錢研極細合

鷄大骨放為一處用灰帚包好外用黃泥罨成不可透風外面用帚包好放在銀炭內燒透清烟起取出凉透將外泥去淨再用雞骨灰放鉢內研極細末再將灰麵少許綫成糊兩骨灰合為一處搓如細針之狀晒干收好鑽毛管內用時將帚煙浸淺再用此藥仿其式揷入管內不過二三夕其管自退下出頭

八寶丹生肌

又退管仙方　專治一切惡瘡

不拘時採冬青葉二斤要肥光者好用陰乾米醋合叶

放生水雞鍋內用炭火煎熟雞者將冬青叶取出要
天龍放在露天一宿來日取出貼在患處其管自退
退出三日後用八寶丹生肌

紅白淋方

千金子　貝母　蚕砂葜　共研細末麵糊為丸如
桐子大不拘多少此方主驗

又方紅淋

老鴨頭　海河水　煎服

又紅白痛淋方

滑石六兩 甘草一兩 研細用冷水洗用布袋晒干

再研細作每日潤水送服一匙即効

癧瘡方

白蠟二錢 血竭一錢 同末二下 東丹半下 銀粉一錢

輕粉一錢 研細用豬油和隔紙膏貼

鐵桶膏

治發背將潰時根脚走散不收束者用此方

毒初起皆可用

銅綠五錢 明礬四錢 膽礬三錢 五倍子微炒一兩

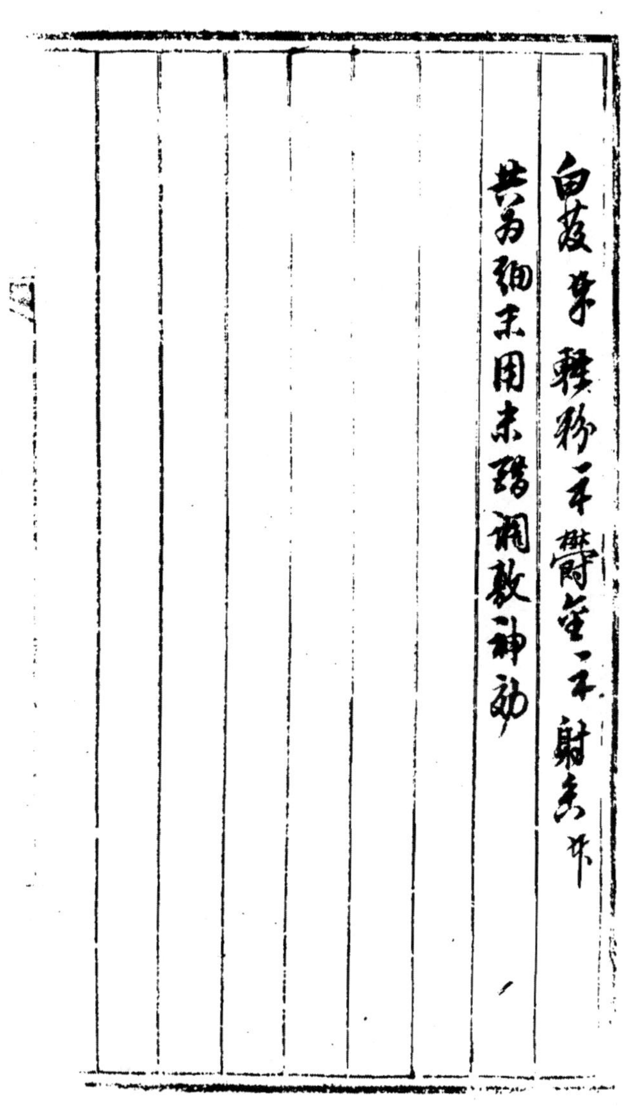

白菠菜　輕粉一半　樹蛋一半　射香少許
共為細末用米醋調敷神効

太乙神鍼方

艾絨三兩　硫黃一錢　麝香一錢　乳香一錢
没藥一錢　丁香一錢　松香一錢　桂枝一錢
杜仲一錢　枳殼一錢　皂角一錢　細辛一錢
川芎一錢　獨活一錢　雄黃一錢　穿山甲一錢
右為細末用大帋約厚分許層帋層藥凡三層捲
如大畑粗務要極堅以桑皮紙厚糊六七層再以雞蛋
清通刷外層務必陰乾勿令洩氣

神效消積散 專治小兒疳癆食積

石燕子醋煅 一錢 石決明 三錢 威靈仙 三錢 人中黄 三錢

雄雞肫皮 七付

右藥共為極細末每日清晨用半拌入炒米粉内服下

藥酒方

嫩桑皮 四兩 金當歸 二兩 川羌活 一兩五錢 千年健 四錢

五加皮 二兩 小生地 二兩 製香附杵碎 一兩五錢 製豨薟 一兩五錢

女貞子 四兩 綿杜仲 二兩 天生术土炒 四兩 甘枸杞 四兩

宣木瓜 一兩五錢 潞党參 二兩 淨紅花 五錢 黄耆 二兩

雲茯苓二兩　懷牛膝二兩　秦艽四兩

加鹿角膠二兩溶化　桂元肉四兩　冰糖二斤　燒酒半斤

對百花酒廿斤

烏鬚藥秘方

五棓子四兩揀明淨者洗淨晒乾　全當歸四兩新鮮者切片

西紅花四兩要新紅者　揀烏梅十六個要肥大色烏者

以上四味用好真蔴油三斤將葯晒乾入油浸透以春天合浸十二日夏天合浸九日秋天合浸十四日冬天合浸二十一日浸滿日期將油藥入銅鍋内用細炭火熬至葯枯為度攄去渣

用磁罐盛好封口入土埋七日去其火氣將油澄清去渾油渣底用清油點灯燻烟煤用鵞鴨翎毛掃下再另熬鳳雛膏調勻搽揉木梳齒上梳之即烏

燻烟煤法

用新瓦硯一副下將药油點灯其瓦硯上放水時乾時添冷水則烟煤不結其煤頻結頻掃需人守着掃下烟煤用磁瓶封貯以便調用

熬鳳雛膏法

用生雞蛋五个煮熟去白取黃放入銅杓內熬焦自有油

出耳用如米大胆礬二粒一滚即去渣取油調煤用

調烟煤法

鳳雞膏熬成放入磁盂内俟冷然後將烟煤放入調拌匀和如膏菓油一樣不可過乾亦不可濕多菓之多寡用

梳髭法

用鯽魚背式新木梳一个只須菓豆大一粒膏菓攤匀梳齒上輕輕將髭鬚梳之不可太虛亦不可太實倘梳入髭鬚上一時不能就乾未免粘烏嘴臉菓内即添些須黄毋其油即易乾用者當自試之

此方種子。却不知侄聽与否。以之貼乳塊瘰栗、、痰核、及胸痞、未潰瘡癬、無不敛驗、凡有形有塊者。貼之無不立消也。

丁未仲春望日

喻虛記

莧甲二仙種子膏

専治腎冷精寒遺精白濁一切下部虛損艱於得子以及婦女經水不調赤白帶下等症並能治之

活甲魚 壹箇重貳觔四兩 准即鱉也　好黃丹 貳觔

紅莧菜 貳觔四兩 連根帶子葉晒乾切　真蔴油 伍觔

新鮮桃椰桑榆槐條 各拾寸 切碎

先將油入鍋內次入活甲魚并莧菜桃椰等條用文武火將甲魚等熬焦去渣存油再入黃丹熬成膏即傾入涼水內浸叁晝夜再鎔再傾如此五次用時攤布上貼兩腰左右穴并肚臍貼至

一月即可見效百日即可種子其效如神

面上雀斑

面上黑點如芥者用鹿角燒灰猪油調塗

面上肺風瘡

鹿角共用無灰酒摩濃頻塗即退

此方屢驗神效

神效滋生丸

此丸能旺氣機運化飲食老年牙齒不利者服之相

宜專治小兒疳膨

大麥　一斗　浸發芽晒乾揀去發不出者餘俱磨粉取淨粉壹斤

姜製半夏 淨末 弍兩　姜製南星 淨末 弍兩

廣木香 淨末 弍兩　丁香 不可炒要生研 淨末 弍兩

外白酒藥 研淨末 捌兩 係做白酒釀之小丸頭酒藥

先將各藥和勻用飴糖調和杵熟為丸如梧子大

中飯後用開水服壹錢 晚飯後再服壹錢

湧泉膏方

大海龍 要雄雌長一尺餘者 一對　川山甲大片 三錢

大生附子 一兩五錢切去蘆 童便甘草水浸三日　鎖陽 三錢

冬虫夏草 乙錢　廣零陵香 三錢

以上六味先用淨香油一斤二兩浸春五日夏三日秋七日冬十日然後用白炭火熬枯去渣再秤油之多寡以油一斤入飛過黄丹六兩五錢再用小火熬至滴水成珠用槐枝不住手攪再入後藥末

真陽起石五錢　母丁香三錢　麝香五錢　冬虫夏艸二錢　真川椒三錢

右五味各為極細末秤準和匀入鍋内再攪極匀離火候温用磁罐收貯埋土内七日取出每張用藥三分攤如錢大貼兩脚心

洗眼神方 五月五日午時取桑葉一百二十片陰乾取十片用無根水一碗煎至八分澄清洗之

每洗日期

正月初六 二月初十 三月初五 四月初一 五月初五 六月初七

七月初八 八月初五 九月初九 十月初十 十一月十一 十二月十二

每月照洗一次閏月照前

藿香正氣丸 治外感風寒內傷飲食憎寒壯熱頭痛嘔逆胸膈滿悶中暑傷濕吐瀉轉筋等證用開水吞服三錢或薑服亦可

藿香 梗葉並用 二兩 白芷 一兩半 赤茯苓 二兩 澤瀉 二兩

紫蘇梗葉並用 一錢 桔梗 八分 厚樸 一錢 陳皮 一錢
半夏麴 一錢 炒麥芽 三錢 甘草 一錢 茅山朮 一錢
宣木瓜 一錢 大腹皮 一錢 紅棗 一錢 老薑 四錢
以上俱煎濃汁和煉蜜水泛為丸

六合定中丸 治暑濕困蘊脘悶嘔脹霍亂轉筋肋腹痛作瀉及感受一切不正之氣俱用溫開水吞服三錢惟藥性溫散凡舌苔黃燥或全紅者均不宜服

藿香梗葉並用 一錢 枳殼 八分 宣木瓜 一錢 木香 八分

紫蘇（梗葉並用）二兩　檀香一分　生甘草半　香薷一兩

厚樸七分半　茯苓三分

用煉蜜水泛丸

耑治跌打損傷

紅花　牛膝　防風　防己

歸尾　骨草　甘草　羌活　各五分

引用鹽四兩　老葱頭五个

右藥煎水洗之能接骨舒筋活血

神效急救丹痧藥

一治中暑頭眩眼黑及絞腸腹痛一時悶倒不省人
事並痧病等症先將二丸研細吹鼻内再用
陰陽水吞服七丸或用涼茶亦可
一治中寒驟然腹痛陰陽反錯睡卧不寧轉筋
吐瀉手足厥冷或吐瀉不出卒然悶者治法
如前
一治感冒風寒惡心頭痛肚腹飽脹及風痰等
症治法如前
一治山嵐瘴氣長夏途行及出入觸穢口含亡

丸邪熱不侵

一治癰疽疔毒及蛇蝎毒虫所傷用多丸研末好陳酒送敷立見消愈

一治小兒痘瘡不出及急驚痰壅並老年膨脹噎膈等症灯心湯或涼開水服俱可

附方 大人每服七丸病重者倍服兩倍為度 五歲以下小兒每服三丸 十歲以內每服五七丸俱看病之輕重酌服 孕婦忌服

茅山蒼术 三兩米泔水浸洗切片　丁香 六錢不拘公母　綿紋大黃 六兩切片

蟾酥 九錢　明天麻 三兩六錢切片　麝香 三錢用當門子

明雄黃 三兩六錢研細水飛淨　硃砂 三兩六錢研細水飛淨留為衣毋須另加　麻黃 三兩六錢去節勿見火

右藥各爲細末用頂好高粱燒酒泛丸如菜菔大晾乾收貯磁瓶備用硃砂爲衣

此方得自玉屏汪氏歷奏神效並世相傳曩年吳中腳麻肚痛服此丹者病霍然愈由是歲約活人無算誠救急良方也每藥一料可得二萬七千餘丸計值十千有者可修合濟人功得無量

傷科方

桂枝一錢 歸尾一錢 川烏一錢 赤芍一錢 羌活一錢 川續一錢 紅花一錢

姜黄末 獨活二两 甘松二两 紫蘓二两 細生地二两
用淡水一斗煎至八分，濾去渣，加入好陳黄酒半斤
温熨痛處，日數次，一劑可用數日，效驗如神

治瘋狗齩傷毒發欲死經驗救急神效方

真紋黨二錢 羌活二錢 獨活二錢 前胡二錢
紅柴胡二錢 枳殼二錢炒 桔梗一錢 茯苓二錢
甘草二錢 川芎二錢 生地榆二两 生姜二錢
紫竹根一大握
每年驚蟄後桃花正開時出力洞霜降後梅花正開

蛇出入洞其出也必呼氣其入也必吸氣吐納之毒
氣常流於洞口犬性喜嗅適感觸其毒從口鼻
吸入遂病癲名猘犬毒夏日桃花癲秋冬日梅
花癲犬性義而善守癲則不識人不守家頸硬
頭低耳落尾軃直向前行不能返身顧後闖
入人家不擇生熟逢人見犬無不亂齩狂犬被
齩即觸毒而癲善人不善避或被齩或嚙夜
即觸毒氣發自昧不覺未經早治或治之未
中肯急則七日遲緩則七七至百日定當發

作卒病心腹絞痛如刀割裂神識不清痛劇
中心無救自抓其胸膺嚼其舌齧齒其指數其
膺肉甚至嚼夜服礶丸不過二三時即死慘狀
雖言欲辨病證是否須以麥扇向病人重扇
見風即身縮戰慄畏甚又急鳴鑼聞聲即
心驚惕不安確是中瘋犬毒無疑即驗犬是
否病瘋亦以麥扇風試見風即戰慄及以鑼聲
試即亂竄確係瘋犬無疑若其觸毒尚未發
作一聞鑼聲即發衆人與犬皆然凡瘋犬來家

或過誤食不及趨避或被齧或嚥衣感觸毒
氣自覺有蒐畏扇風畏鑼聲或坐又日進
藥一劑至二又日嚼生黃豆試驗有無腥毒如
嚼黃豆口中作生氣含心噁欲嘔是毒已盡
係不必再服藥嚼豆時口中不作生氣如食
熟豆可吞不含心噁欲嘔急再進一劑至三又
日後用黃豆試之服至三劑審毒必盡除永保
無患即將犬獸摃來焚燬之先宜用此方再加烏
梅丹雄黃拌飯與食斷不發癲照方施治應手

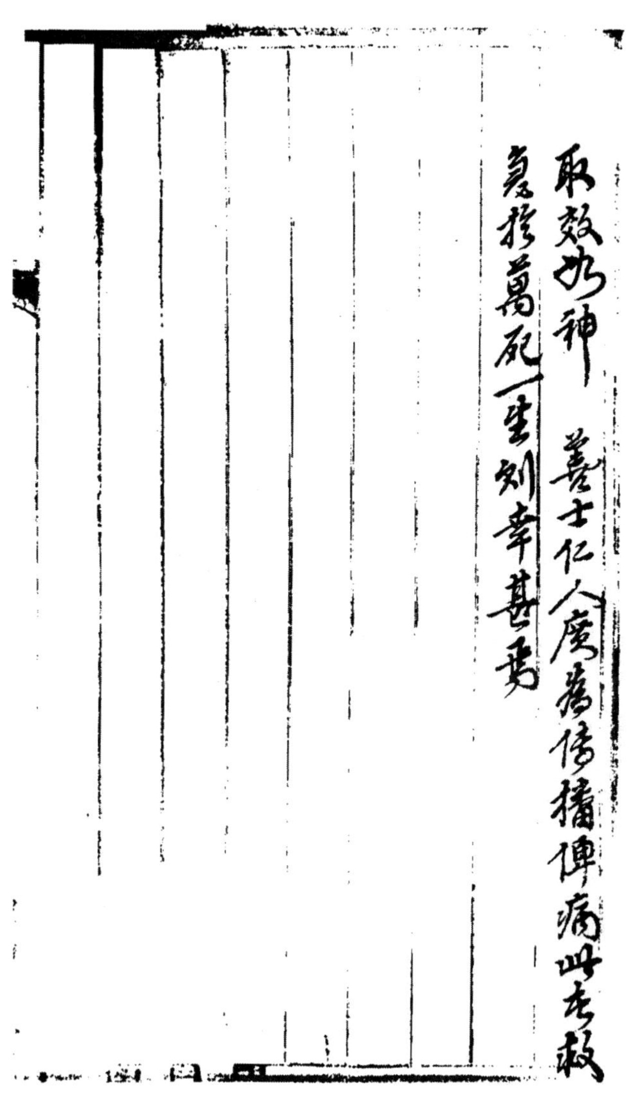

取效如神　善士仁人廣爲傳播俾病此者救
援於萬死一生則幸甚焉

萬應膏方一卷

不著撰者
清抄本

萬應膏方一卷

本書爲中醫方書類著作。書名據其卷首第一方所擬。不著撰者。全書載録内、外、婦、兒以及五官、口腔等臨床各科方劑二百五十餘首，以驗方、單方爲主，方劑下列有組成、劑量、製法、服法、禁忌等，部分驗方於其方名下標注來源出處。此外，還附録一些家庭生活實用技巧，如中藥複方調漿裱畫方法技術、種茶子法、污衣洗法、去油漬法等。書中驗方精簡實用，可供臨證參考。

萬應膏方

萬應膏方

原生地一兩 官桂末 丹皮一兩 赤芍末 以下香末 生甘草末 乳香末
沒藥末炙 當歸一兩 甲片一兩 白芷末 巴荳一兩 川柏四兩 連翹一兩
苦參一兩 生山梔四兩 生錦文一兩 五倍子二兩 羌活一兩 獨活一兩 秦艽一兩
方八味曬脆另研後入 石菖蒲一兩 血餘一兩 上淘丹四斤 麻油十斤
槐杏桑梧柳嫩枝各廿四寸 秘在熬油弗過老 收丹弗要嫩 煎老加煎熟油 倘油煎嫩加丹

十層膏方

松香一兩 輕粉末 白占一兩 黃占一兩 淘丹一兩 菜油半斤
將菜油熬好入淘丹再熬後入蘇葉攪勻化盡取起離火候冷用桑皮紙逐層攤好聽用

十寶丹 生肌肉陷者即可平滿

赤石脂一兩 輕粉一錢 鉛粉一兩（朝粉更好） 血竭一錢 大二三錢 乳香一兩（去油）

沒藥一兩（去油） 象皮一兩 海漂硝一兩 九製爐石一兩（童便製四次 三黃湯製） 龍骨一兩

共為細末磁罐收貯

沖天散

細辛一錢 牙皂一錢 白芷一錢 當歸一錢 方代一錢 紫漎一錢（錠是久）

右為細末研如飛麵

別瘟丹

阿魏一兩（切薄片晒脆） 錦紋一兩 雄黃一兩 降香一兩（鎊）

杜叢大蒜杵爛德用

浸酒方

石菖蒲　當歸　大熟地　遠志肉　山萸

破故子　牛膝　柏子仁　麥冬肉　茯神

嫩黄芪　蓯蓉　棗仁　天門冬各二　枸杞

厚杜仲　兎絲子各半　甘草五

加紅棗廿枚　桂圓肉廿个　北五味十粒　胡桃肉四个

右藥用絹袋盛貯，胡桃另包，同鍋火酒十斤，將藥浸過十日

取胡桃肉吃之，不拘時服，不經火製服亦可

拔毒散方

紫草二錢　地丁二錢　生地半　砂仁二　地榆两

草河車二錢　黄芩一錢　用陀合面

脚上下生瘡連串者或成片者

蒼耳子一兩　苦參八分　蛇床子一錢　烟膠二錢　蒼朮一兩

黄柏三錢　川椒二錢　共為細末　用桐油搽患處

廣瘡方

血丹一錢　輕粉又一錢　川柏末一錢　用猪胆調塗

治喉癬方　無論双单乳蛾

大二下　原射下　雄黄二分　硼砂二錢　梅片三分　青代三分

兒茶一錢　風化硝二分　如爛加人中白二分　硃砂一分

孕婦忌射　小兒除去代　加圓眼殼燒存性亦妙

吹藥方

防風　薄荷　玄參　吉更　只殼　連翹

牛蒡　荊芥　花粉　山梔　黃芩　如中經

毒者加入白前　干葛　壯年之有加入白芥子　服至

如至年老者加川貝　服至婦人者加香附　心火盛者加射干

山荳根

火重者吞爛用蘆菔搗破上藥用麝香入銅杓內焙干研末

先吹次用以次用藥吹之勿搗碎可用薄刀餅稀可

舌腫滿口不救即死

山薑根為末吹入喉中 即愈

口瘡方

棗樹上螺螄 苦竹笋殼 二味燒灰各半研極細末吹口

即愈

產後胞衣不下

用干荷葉一張煎湯服下即効

產後血不止方

用莧菜根煎湯吃下立驗

産後肚腸疼痛單方

用茅根煎湯服下即止

治濕毒氣脚腿腫如斗大步履難行此方甚妙

用艾丸（口本尖抄一次）灸足大指弁灸大敦（敦）穴七丸即消其大敦穴在足大指端去爪甲如韭菜葉三毛中便是

若云韋連中指空縫便是並無穴道如在足大指間不過隱白大都大敦三穴皆無無也此所謂抄白本者只穿鑿庸手居八也欲觀人圖賢筆　者之道人

治急慢驚風

取鼠屎七三　炒黄如金色研末用蜜糖調服即愈

腫毒内消單方

雪裡青打烟筱汁用好酒冲服見毒自消（雪裡青即荔支草） 又方加入紫花地丁（俗謂之丁丁見）二味用好酒冲服汗出為度其毒自消

治疔瘡方

用石菖竹葉一味用酒送下

熱癤單方

取棗黃葉（即棗樹木二）擣碎冲生酒嚥下即消

治瘧單 秘驗方

指甲宜一錢 焙脆研細末用水一小碗煎至半碗再用糖三茶匙放碗內和入藥內先嚥一口吞至腹中少

下又咬一口亦照前法吞至慢々吞下少刻大吐痰涎即愈

又一方

用壁嘻窠烧灰点患处即痊

癣方

信半　血竭平　枯凡分　共为细末麻油搽患处便愈

治对口疮方

五倍子一个焙乾猪毛一把烧灰存性二味研细末用麻油调涂患处即穿破而自消

铁箍散

用紅莧菜梗燒灰醋調塗之甚效堂驗

治跌打損傷方

乳香五錢　沒藥五錢　檀木一錢　紅花一錢　桃仁三錢　肉桂五錢

丹皮五錢　赤芍一錢　歸尾一錢　川柏一錢　煨薑五錢　陳皮五錢

大黃一錢　如心腹作痛有瘀血者加大黃五錢共十三味加姜三片酒煎服出汗用棉被覆汗一刻全愈甚者再一刻如打傷臨危但能進藥服之無不全愈萬不可失也

治喉痺雙單蛾方

用蒼术別將好醋磨濃噙嗽多吹涎即吐出切不可嚥下

治喉單鵝方

馬藍葉搗汁噙漱每次涎出即好

腫毒用葉方　不拘諸毒敷之即好

五倍子一个打一孔將明礬裝入内再用瓦一片將五倍子擱上用火煉再研碎用好醋調匀再敷腫上干了再敷即愈

治臁瘡方

大黄　黄柏　蒼朮　每兩加輕粉一錢　猪膽汁調搽

無價散　治面上生瘡及癣瘡等症

烟膠　枯礬　朴末　飛丹　等分　香油調搽即愈

刀傷斧傷方

猪後蹄骨燒灰存性裝瓶內候冷研搽傷處即愈

三厘散　治跌打神方

丹皮　加皮　青木香　當歸　烏藥各半　紅花等

草烏泡製　共研細末　跌打將危每服二分　生酒盡量熱服之

後隨盡量飲患處用紙包蓋取汗愈

害耳生膿方

取蚯蚓新瓦上炙乾　研　以黑色存性為末　先用棉捲盡膿水

將藥少許用麥幹吹入即愈

牙痛方

胡椒七粒 蓽茇十二粒 共碾極細末用棉紙包在內放痛處即愈

臁瘡癩疥瘡方

大風子五錢 蛇床子五錢 木別子五錢 斑蝥三錢 油胡桃仁五個

牙痛膏方 又名邑銜笑

草烏五錢 潮腦三錢 火硝三錢 共入銅鍋上用大碗一隻蓋密仍以泥封固用文武升之候冷取出將碗內刷下收入

小鑵遇牙痛不堪送入二厘擦牙根立刻見効

螞蟻窩方

用花椒葱艾並湯代水洗搽干再用薑渣炒微熱敷之即以油紙捆緊過一日又洗不換澤二三日即愈其疤照舊白用桐油搽松毛薰之不發矣

赤油丹神方

芦甘石（打用銀罐放廿片 石大煉至綠色爲度） 兒茶二錢 乳香一錢（去油） 没藥一錢（去油）

硃砂三錢 輕粉一錢 血竭一錢 冰片一錢

共爲細末先將松樹水洗淨同香油調塗神効

红雲膏　治一切無名腫毒神效

松香半斤九蒸　枯礬半　同汞半　銀硃半　蓖麻仁半斤或為妙

用雄豬板油去膜少許搥千杵為度

種子金丹

排草錢　陳皮各五錢　藁葉充分　肉桂三錢　川椒五

白芷錢　吳茱萸錢　母丁香五錢

右藥八味水浸五日以銅鍋熬數十沸去渣絹濾極淨再熬成膏先用蟾酥一錢為極細末候膏成下蟾酥收之丸如菉荳大用膽紅為衣陰乾磁罐貯之每用一丸或二丸或用唾津調之

急救絞腸痧方

生凡半用陰陽水調服止

坐板瘡方

寒水石煅分　硫黃半　樟腦二半　石膏煅研半　信三分

共為末臘豬油調敷上

跌打損傷方

紅花錢　五加皮五　獨活分　歸尾一分　烏藥一分

川斷　桃仁　羌活　劉寄奴各分　桂枝二分

赤芍分　已上用好生酒一碗水一碗合並服棉被蓋之汗出了

去被衣也

家藏秘傳治難產方

橫生逆產死五日不能生下命在臨危皆可治之此方得海上人異人傳授

蒼朮二錢　山甘草八分　陳皮二錢　厚朴二錢　芒硝三錢

井水一碗再將芒硝放在碗內將藥沖入碗內服下片時其自能或坐或臥不用動手即刻產下効驗如神妙金不換也

天泡瘡方

絲瓜藤根　絞汁點上即愈

治發狂瘋人方 又名羊癲風

硃砂二錢 甘遂二錢 牛黃一分 共為細末雄豬心內紫血調藥為丸如鷄豆大只用丸藥九粒亦用雄豬同湯湯吞下吃其自能或吐或瀉三日即愈如若不愈再用一服如無牛黃廣木香代之可也

空淋方

苧根煎湯空心服二次立愈

急救吃砒霜神方

鴨子蛋取白和拌水一二碗服之立愈

脱肛方

五倍子末（炒焦用） 黄水洗立愈

治陰囊如毬大方

白术子 茯苓八分 肉桂五分 猪苓 牛 泽泻八分 金沙八分

葶藶子用水一碗半煎至八分服二三帖愈

治陽噎單方

用猪裡脷草藥不拘多少取来打汁一飯盃加糖下和匀或做二三次服服下候吐或坐片時如若不吐再服半盃候吐用白滚湯慢下再半日一两次煲米湯吃米湯之後可用藥

粥湯不食硬粥伏五七日後自然全愈矣

楊梅瘡方

癩團一斤　透明雄黃二錢　將雄黃放入口內用線縫密口再用老酒三斤　將癩團浸酒內　連酒煮爛去骨儘量飲之　用被蓋身出汗為度　命人撤被　不可近風　恐中毒氣　將木竹棒撥開被縫　即棄之可也

消腫毒立刻止痛方

穿山甲三大片截碎　以蛤粉炒之　天花粉一錢　甘草節一錢　乳香一錢　白芷一錢

赤芍一錢　貝母一錢　防風七分　川歸尾一錢　沒藥一錢　皂角刺一錢

金銀花二兩　陳皮三兩　右剉一劑，好酒一鍾，以紙密封礶口，煮至一鍾，鐵瓶。能飲酒者，服藥後連飲好酒三杯，忌醋蒜酒鐵。罷服後側卧覆蓋，神功偉大。

治大麻風及脚丫瘡方

紫背浮萍不拘多少，所取流水河内者可用，濁者不用。每次只用四兩，水煮熱洗，洗稍冷，又將水沖入，又洗一个時辰。忌脚步聲，可在無風處。其効不過十日，無有不好。

治癘瘡及膝下一切瘡極妙

用鮮猪油去筋膜，入净石臼内，將石杵搗爛，加松香不拘多少，

以潤為度又搗極爛加葱白不拘若干又搗極爛以熟為度
又加銀粉拌潤以白為度用油紙不令泄氣貼瘡先用葱椒
湯洗淨去其瘡旁餘膜用以紙片拭乾燥痛先飲藥後至半
酬傳晚將藥推敷瘡口深淺片行填滿膏二分許併傍紅腫
藥到患處再將紙片於藥上輕輕使服貼先用白紙二層再
用油紙二層加白紙上再用紙片縛用襪穿好以防瘡脫
不能脫早晨起將藥拭去又用葱椒湯洗如前法一樣二次
貼瘡稍白生肉黃瘡輕不必換瘡重必前藥換直待生肉用
藥貼上貼（待瘡口生新皮用老方條書）瘡口肉長生滿再將藥條貼膿及瘡口上將藥同

手心揉和貼此方百發百中禁忌房事白水湯當〃神効

種子方　此方甚驗

南京應天府之尹臣宗艇謹叩奏聞凡女無子者依方修合服之三月即可成孕神効臣妻呂氏年三十九歲乏嗣服此藥後生三子臣受君國之恩謹進

牛膝一兩　白附子一兩　石菖蒲一兩　山萸肉八錢　白芨八錢　雲茯苓八錢　白歛八錢　當歸三錢　厚朴去粗皮五錢　人參[illegible]　桂心五錢　沒藥五錢　細辛八錢　乳香二錢

共為細末另包壬子日修合煉蜜為丸如綠荳大每服十九丸早晨空心好酒送下此藥男婦俱可服之或一月或二十四日經水

不來即成膿也停藥不服恐成復膿也

治一應無名腫毒方 上身加升麻五分 下身加牛膝五分

青木香　防風　槐花　龍膽草　當歸　荊芥

生地各等分　用水酒各半盅煎八分後飲酒盡量飲之醉被蓋出汗

治對口瘡神方

雄豬膽汁塗之漸消膿乾可救

治血風瘡方

用魚灰一味麻油調搽

治火瘡方

猪毛衣炒焦為末麻油調搽

治腸風下血方

馬鞭草搗爛絞汁似沙底露二夜搥服之若吐將無効

楊梅瘡方驗過

紅花七　苦參五　當歸五　白芷三　牙皂火煨過土茯苓一

土兩洗淨不經鉄器　雄猪腰子一个好泥四大碗煎四碗將

藥入沙罐内蓋五六碗不拘時吮便溫服服完保此方似蓋

瘰瘡經驗之方

硃砂一錢　硫黃五錢　射香少許　青礬五錢　人言花　右藥為細

至端午日午時修預請五家之糯米臨午時要識焚香將家采同糯米拌搗如泥丸如小赤豆大以青黛爲衣陰乾之自用棉花裹塞鼻孔男左女右不可過手及婦人手足修煉藥時忌雞犬人須至靜室爲妙

治黄疸方　此方不可輕傳

螺螄空殼十數个打碎　用滚水隔片入湯去渣不可將湯送下早晨服爲妙

又方

茵蔯末每早皂角刺煎湯送下七日全愈除根

遍體瘡方

牛屎晒干燒灰調油更妙單醫胎毒髮利

鵝掌瘋方

冬月芋上霜擦數次即愈

吐血無藥可醫仙方

用棕根一把煎湯服之其血立止而腸紅下血亦可

跌打損傷神方

當歸　鱉虫　胡麻　红花　川芎　獨活

骨碎補　無名異

各半酒一杯煎至沸放童便飲之過

風寒厚被蓋出汗立効　外背痛加木别一个

犬咬方

班猫七个去頭足麸　射香一分　辰砂半　共研细末空心酒下

凍瘡方

甘草甘遂等分煎湯洗即効

脚凍裂方

敗荷梗燒灰存性合頭垢為桐油熬和調膏捏成一塊貼用切

作小条貼裂中亦

脚雞眼

悮吞一条尾引上頸存住先剪即後數數仍用一膏貼之五日揭去線根

猪瘟方

楊柳　苦菜各等　茶末少　煎湯灌下立驗

鷄瘟方

巴荳五粒切片喂之一隻即愈

又方

巴荳米打碎　無油米調同灌之又用蒜三粒作条灌之立驗

神驗牙疼方

何首烏一兩 白茯苓一兩 杜仲 細辛 破故子
香白芷各一兩 生石羔半 熟石羔半 牙皂炮一 五倍子半
青鹽一兩 右藥以共研細末先刷淨牙齒然後用藥擦之

下疳驗方

急取紅碎有水膿用向陽白螺螄殼若干煅存性加冰片三分
研極細搽之即愈

又方

如膿多若爛用鳳凰衣即哺出雞蛋殼之衣也經多年者更妙
用涎沫貼之立効

治寒濕藥方

柴胡 一錢　五加皮 八分　山売 一分　連翹 一錢五分　細辛 半分

甘松 八分　青皮 四分　良薑 一錢　厚朴 一錢　大茴 四分

紅豆蔻 一錢　鈎藤 八分　獨活 八分　防風 一錢　蓽茇 一錢

山奈 八分　草果 一錢　官桂 一錢　陳皮 一錢　肉果 一錢

川芎 一錢　山萘 一錢　肉桂 一錢　小茴 四分　桂交 一錢

花粉 五分　香附 八分　吳萸 一錢　巴豆 四分　川椒 四分

川楝子 一錢　桂枝 一錢　丁香 一錢　白芷 八分　黃柏 半錢

千年健 一錢　川烏 一錢　草烏 一錢　山查 一錢　黃芩 一錢

甘草 一錢　計十兩一錢八分　小麥　糯米　石斛

用陰陽水拌炒熟神方

驅瘟保氣方

紫蘇 二錢　青皮 一錢　檳榔 八分　巴豆霜　干姜 八分

甘松 一錢　茄皮 七分　官桂 二錢　川朴 二錢　川烏 二錢

紅花 二錢　銀花 二錢　肉桂 二錢　細辛 八分　草烏 二錢

山奈 八分　草果 一錢　吳萸 一錢　大茴 四錢　山查 二錢

川芎 一錢　花粉 一錢　丁香 二錢　秦椒 三錢　山棱 一錢

北羌 八分　赤芍 二錢　肉果 二錢　黑附 八分　川楝子 一錢

良薑 二錢　白芷 八分　桂枝 二錢　陳皮 一錢　連翹 五錢

厚朴二兩 防風三兩 羌活四兩 小茴四兩 黄芩二兩

甘草二兩 桂枝三兩 石泥六兩 米麥各三斤

点痣法

用石灰与碱水均匀而化在碗中以元米一粒浸于灰中及其浸潤已後即取而点于痣上一畫而去

又方

用降藥貼上一日即落

神異膏方

元參二兩 杏仁二兩 黄芪三兩 白芷二兩 蛇殼二兩 蜂房不拘 如有火赤煉蛇不倶大小一条即去蛇殼可也

淘丹五兩 麻油一斤

風濕方

龍骨煅一錢 密陀僧一錢 人中白煅一錢 兒茶一錢 枯凡一錢 川椒五分

蒼术一錢 共研極細末摻之如乾以麻油調之或用青油調之宜

風濕洗脚方

羌活 獨活 赤芍 白芷 地丁 蒼朮 苦參

萆薢 甘草 各一錢 煎濃水洗之

銅皮膏方

當歸半 銀花半 連翹三錢 赤芍三錢 荊芥二錢 防風二錢

黃芩二錢 山梔二錢 紅花三錢 斷因三錢 骨碎補半 甘草半

右藥煎濃汁濾清去渣入銅皮膏同熬听用

秘金膏方

草麻肉六兩 揀去黃色油煉者 番木鱉四十九枚 切兩片揀去黑黃色油者 土木鱉四十九枚 切兩片

先用真麻油一斤將上三色浸三晝夜

再以上赤金一百廿頁 密陀僧六兩水飛再研至無声听用

蘇合油一兩 聽用 當門子一錢

八仙長壽酒

五加皮一斤 地榆一斤 右藥切片用真滴花燒酒三斤拌浸三晝夜用蔴布袋貯縫好再以陳黃酒念斤入甕中隔湯煮三炷香取出去渣泥好出火毒每日清晨飲一鍾臨卧服一鍾不可過度 渣晒乾為丸即以酒下之

刀傷藥方

龍骨煅一兩 赤石脂三兩 共研為末 加陳石灰四兩 坑內多好

秘傳神効瘡疤搽藥奶方

膽礬一錢 雄黃一錢 當門子一分 黄柏一錢 銅綠一錢 東丹二錢
硃砂一錢 松香一錢 海螵蛸二錢 白凡半錢 蒼耳子二錢

共為末麻油調搽

還少丹 治脾腎虛寒血氣羸乏不思飲食發熱盗汗
遺精白濁肌体瘦弱牙齒浮痛等症

大熟地二兩 淮山藥一兩半 牛膝一兩半酒浸 甘枸杞一兩半酒浸 山萸肉一兩

雲茯苓一兩半乳拌蒸　杜仲一兩半姜汁炒斷絲　遠志肉一兩　五味子一兩炒搥　楮實一兩酒蒸

小茴鹽炒一兩　巴戟肉一兩　肉蓯蓉一兩酒浸　石菖蒲半

右爲細末，加棗肉搗爛，以煉蜜爲丸，如桐子大，每服三錢，加至五錢，

鹽湯送下。

爛喉方

天竺子二錢煅研　加入冰片　下　吹之立效

萬益丹　去腐拔毒

益母草灰一兩　研末加入硃砂三錢再研極細聽用

神効奶癤初起一服即散

胡盧巴一兩　紅花三錢　共炒研細熱酒送下　每服二錢即可

辟瘟丹

蒼朮一兩　羌活一兩　白芷二兩　川芎一兩　細辛一兩　公丁香一兩

降香一兩　甘松一兩　山柰一兩　雄黃一兩　錦紋一兩　木香一兩

白附子 炒焙子 右為極細末以糯米粉糊為丸

瘟鼠方

信石三分 麵三分 水不多 和作一團又分作兩團再分四丸團每次每團書魁魆魁魁魁五字於上即以竹絲拴之擲在鼠之要路 合时宜甲子日不容四眼見

濕瘡妙方

先以豬肚汁沖熱水洗去垢 拭乾後以烟膠研極細末將桐油熬熟脂油膽汁三味攪勻塗在患處以油紙葉蓋之每日換一次三次愈

太極丸　人之五臟配天地五行一有不和是以為疾藥有五味各主五臟可使調和故曰太極

白知母　屬金主清潤肺金味苦以降火佐以黃柏有金水相生之理　去毛酒浸一宿(晒乾)炒為末　二兩四錢　按二十四氣

川黃柏　屬水主滋腎水味苦以堅精　去皮鹽酒浸一宿(晒乾)炒褐色為末　三兩陸錢　按周天之數

補骨脂　屬火收歛神明能使心包之火與命門之火相通故元陽堅固骨髓充實澁以治脫也用新者炒為末　二兩捌錢　按二十八宿

胡桃肉　屬木主潤血養血血(活)屬陰惡燥故油以潤之佐以補骨

脂有水火相生之妙先哲云黄柏無知母故紙無胡桃猶水母之無蝦也 去皮研如泥 三兩貳錢 按易參天兩地之數

揀砂仁 屬土主醒脾開胃引諸藥歸宿丹田辛而摻和五臟中和之氣 去殼先將五錢用花椒一兩同炒去椒不用再以五錢不炒去衣共為末 壹兩 按一為太極之數

右各如法和匀煉蜜為丸如桐子大每早晚不拘白湯茶湯隨意送下五六十丸服至一二年不間滌精補髓效不可言服之終身如地行仙矣

暗寓瀝藥方　家傳

官桂五錢　川芎一錢　建皮一錢　甘松五錢
独活一錢半　江子五錢　三奈五錢　羌活一錢
枳壳一錢　桂枝一錢　吴萸一錢　厚朴一錢
木桂二錢　良姜二錢半　山藥一錢半　肉桂二錢半
乾姜三錢半　五茄皮二錢　丁香八分　防風一錢
甘草三錢半　草果八分　蓮喬一錢半　川楝子二錢
肉果一錢　花粉五錢　桔梗二錢　小茴一錢
黄柏二錢半　紅豆一錢半　大茴二錢半　黄芩一錢
銀花一錢半　赤木瓜二錢　柴胡二錢　细辛一錢半

前胡 一兩　白芷 一兩　元胡 一兩　秦椒 一兩半

青皮 一兩　石泥 一兩半　元米 一二斗　小麥 一斗

用陰陽水煉朝壽神方

心疼痛

母丁香 三錢 將帛包好逼在懷中焐去其油四晝遍乾

雄黃 三厘　巴豆 三厘　胡椒 二分　廣木香 二分

以上之藥忌火氣務要晒乾研末每服三厘如男服放

左手中女服放于右手將舌咂下服後忌一切飲食

茶湯過一晝時方食無碍效驗如神

不出二伐痘方

蒋梅條燒油服又三年不服櫻桃亦妙

出痧痘後解毒方 渴彔九傳

菉荳 赤荳 黑荳 各等分煎服之

人悮服藤黄解法

用染坊内靛青淋服之立效

鼻内出血方

用馬蘭頭葉塞住鼻孔立效

人悞服鹽鹵方

用生荳腐漿服之立効

癩疥一掃光

雄黄三錢 硫黄三錢 寒水石一錢 盂子滷半

白凡四錢 花椒三錢

共為末

凡有孩兒臍帶收不好將合綫布煅灰摻上立效

黃牛肉補方

歸身錢 大生地錢 大熟地錢 淮山藥錢 淮牛膝錢

厚杜仲錢（鹽水炒） 巴戟天錢 川斷肉錢（酒炒） 左秦艽錢

五茄皮錢 麥冬肉錢 雲白苓錢 甘枸杞二錢

白蒺藜（去刺）（鹽水炒） 旱蓮草一兩 新會皮二錢 山查肉二錢（炒）

甘草一錢 白蔻仁七粒 草菓仁二枚（去皮炒） 大茴香錢

小茴香錢 鮮木瓜錢 川楝子二錢（去核）

廣木香二錢 真茅朮錢 川黃柏二錢（鹽水炒） 小青皮二錢

骨碎補刮去皮洗净 四兩 青鹽 四兩晚下

黄牛肉十斤 黄酒十斤

傷藥方

廣木香 半 乳香 半 末藥 半 油乾薑 兩 當歸 半

紅花 錢 山漆 錢 油松節 錢 仙鶴草 錢此藥[illegible]店買

陳黃酒煎服

截瘧方

常山半 黄芩〸卜酒炒 桂枝〸卜 桃頭〤个

加姜二片 紅棗廿四个 右方若寒重桂枝〤卜 黄芩三卜 熱重黄芩〤卜桂枝、

犬咬方

用生蚕豆入口內嚼爛敷痛處立效

瘰癧方 沈雲磵傳

大荸薺三枚 每日蘸明雄黄少許嚼服以消為度

又方

用真阿魏半 當门子麝香 梅花氷片少許共研極細末以掺在膏藥一个核上貼患處

礞石滚痰丸方 浙人秘传

青礞石一两 沉香半两 大黄八两酒蒸 黄芩八两

右将青礞石打碎用焰硝一两同入罐火煅如金色为度研末和入诸药水丸量人虚实服之姜汤送下服后令人仰卧令药在胸膈间徐逐上焦痰滞不宜饮水行动 此方常治实热老痰怪症百病风木太过克制脾土气不运化积滞生痰壅塞上中二焦回肠胃曲折之处谓之老痰变生百病不可测识非寻常药饵所能疗也此丸主之 右方王隐君曰呕吐嗳气吞酸停痰诸症皆痰为患也故此丸主服之令其痰去病愈

加減抱龍丸 傳人和記

小兒急慢驚風霍亂吐瀉傷風咳嗽氣結痰多飽悶惡心夜啼驚跳痓疹癍痧赤白下痢肚痛身熱宿食作酸及感冒風寒吐乳肚痛並皆效之

扣仁半　半夏二錢　原寸半　天虫二錢　木香二錢　天竹黄半

胆心半　全虫二錢　枳殼二錢　橘紅半　天麻半　製軍半

右藥為末等分泛用胆心加白蜜為丸每丸重四分硃砂為衣

加金箔飛貼

癩疥瘡方

川椒煅末　昇藥腳　柏燭油　各色等分加麻油調和搽上

又初起時丟手油揩之亦妙

至寶丹方 陳人和傳

專治風惡中諸物毒痛痒疫虫毒產後血暈惡血攻心死胎難產積熱嘔吐火胎風秘神昏魂恍惚頭目昏眩唇口乾燥傷寒亂言譫語俱皆效之

犀角尖兩 硃砂兩 水安息兩 虎珀兩 玳瑁兩

雄黃兩 原寸錢 冰片錢 犀黃半 金箔五十張

銀箔五十張

將安息玳瑁為末入餘藥和匀水安息重湯煑入和藥匀分作一百丸蠟護臨用剖開人參湯一分或洋參亦可

疏風滾痰丸 陳人和傳

防風錢 廣橘紅半 天虫半 黃芩半 木香半 天麻錢 荊芥錢

半夏半 南星半 鈎鈎半 全虫二錢 寸香二分 胆心半 容乞為丸

藥梅方 顧士濟傳

北細辛分半 薄荷錢分 牙皂分半 番木鱉分半 朴硝一分
食鹽三分 白芷分半 青梅五斤
先將刀于梅上劃路以鹽與藥和梅同醃俟藥味梅酒已出將藥
與梅晒乾取酒澄清裝入磁罐再研化全以絹濾清收貯瓶內藏之梅
治喉痛藥酒治纏喉風為開關之要藥真神妙奇方也屢試屢
驗不輕示人

製送青梅方 顧士濟傳

防風一分 薄荷五分 荊芥一分 桔梗一分 甘草一分 製半夏一分 大南星一分
牙皂一分 明礬一分 明硝一分 硼砂一分 食鹽一分

共為（細）末用淡河水五碗同煎待温用大青梅一百个浸在藥水内一夜取起晒干又浸（又晒）俟藥水干將藥拌梅上臨用綿包定梅上含于口内痰出可愈其梅大者可救三人不約重求

乾癩瘡方

雄黃末 硫黃末 白凡末 寒水石末 夭子肉末

花椒末 菜油調搽搓

拔疔散 湯宗維傳

紅棗一枚去核 木鱉子一粒搗碎晒干 右為末搗爛扶上

痘痙驚風列方

抱龍丸一粒化碎勻〻川貝湯送下

保和丸 陈人和传

治食積宿滞腹痛泄瀉痞滞吐酸生冷停積及恶食等症亦治不利俱應效

半夏一两　麦芽一两　菔子五钱　茯苓一两　陈皮五钱

查肉二两　神曲一两　連翹五钱

此方加白术二两细神曲糊為丸名大安丸

孩兒吐哎子方 张三和传

寸香一分　江子一粒　兒茶五分　薑苗五分　加元米糊為丸貼兩顋部位

吐哎子方

生地一钱　土貝母一钱又粒去壳打爛寸香少许帖湧泉穴一週时

做旧纸法 殷魯瞻传

将土磚為末篩纸上噴水數次俟干為度又烟煤旧照壁板上水花貼上俟干亦好

擦舊銅器法

麩甘水浸幾天後用礬糠灰再揩又炉底灰醋拌揩之又炭打碎水拌用布和炭擦之又煎烏煤水洗淨密陀僧揩之又燒熱醋洒上再用热腐渣拌沙泥揩之

瘋癬方 龔三宝传

土槿皮　白术　樟腦　共藥晒脆用醋煎滾藥為末浸數日和調搽患處

瘰癧方 支門周天若傳

荔枝草分 淨銀花两 芫花六分 連翹钱 花粉钱

夏枯草三钱

藥共八味煎濃汁同雞子廿个去殼刺孔和藥汁收乾清晨吃一个黄酒送下

要吃每發月與年歲同此藥一料分三次煎服另天熱故也

治噤口痢方

戌腹粮洗淨炒黄 或放藥中煎吃或粥中和吃

又方

糯稻根煎湯吃或作煎藥水用

白濁方

雲茯苓兩　赤茯苓兩　白芍兩　赤芍兩

煉蜜爲丸　白滾湯送下

紅昇藥

水銀一兩半　大硝兩半　明礬一兩半　文武火昇　綫香三枝爲度

白降丹

水銀兩　大硝兩　明礬兩　食鹽[illegible]　白砒錢

硃砂錢　雄黃錢　皂礬錢

治痢神方 昔一婦人久痢將危，夢大士授之此方，因得痊

廣木香方圓一塊約一寸 川黃連兩

用水五碗煎干去連，將木香切片焙末，分作三服。第一服陳皮湯下，第二服陳米湯下，第三服甘草湯下。

治痢方

石榴皮不拘多寡，飯為丸。

又方

罌粟殼煎湯服下。

腦漏方

辛夷塞鼻內。

白濁應驗方

白茯苓二錢　赤茯苓二錢　白茯神二錢　赤茯神二錢

益智仁一錢帶殼

傷藥方　譚朝崗傳

當歸一兩五錢　附子三錢　查肉三錢　青皮三錢　川斷一錢

申姜一錢　紅花二錢　荊芥二錢　新會一錢　杜仲一錢

甘艸一錢　赤芍一錢　丹皮二錢　牛膝一錢　砂仁二錢

酒水一碗　陳黃酒一斤　酌量合煎　輕者服一帖　重兩帖

萬應膏方 項又彪傳

川烏一两 龍衣一錢 草烏一两 川椒一两 丹皮一两
干姜一錢 川芎一錢 歸身一两 茴香一錢 蜂房一錢
血餘一團 甲片三錢 上粉四两 桂枝一錢 小生地一錢
玄參一錢 桃仁一錢 甘松三錢 山奈三錢 草麻一錢
上丹二斤四两 麻油十斤

備前嫩加製松香末六两

潤飢膏方

當歸一两 黄芪一两 麻黄三錢 白芷一錢 紅花一錢
麻油四两 煎枯去渣入白占黄占各五錢

瘰癧方

枯礬煅灰 合遠年燈絡油菜油亦可調搽

医管方

推車客又名捕尿蟲尾上尖脆研極細黄蠟和勻為條子入管内

或老膿成多骨草用末吹入亦妙

千日瘡方

蔴皮骨燒灰一錢煙薰在瘡上數次可愈

又方

蛛蜘網絲纏在瘡上數次亦妙

雪根方 治嘔吐 渴象九傳

陈海蜇一兩 大荸薺四個 打爛全煎

嘔吐平肝方

韭菜一斤 帶白根洗淨打汁冲入姜汁十分之〻
漸〻入投〻

安胎方

當歸身一錢 酒洗 川貝一錢 去心研 菟絲子 桑寄一錢 黃芪一錢 厚朴八分 姜汁

只壳八分 麩炒 羌活五分 川芎一錢 荊芥八分 白芍一錢

蘄艾八分 甘草五分 河水煎加姜一片

唐大牙痛方 曹祥宇傳

樟冰不月石不明礬不膽礬下冰片下薄荷末

昇法用先文後武火約一枝香為度

茶膏方

粉葛 孩兒茶研末各若干煎合膏不拘多寡

驚風方 象九傳

生山梔 桃仁 杏仁 紅棗去核

右四味各足搗研爛同飛麵一文調劑如饅皮子大如煤可稍

加水數手足心男左女右用絹包紮一宿發出紫黑色即愈

鵞掌指甲瘋洗方 蔣大兄傳

蘄艾八錢 班毛八个 膚子三錢 公丁香八分

歸尾三錢 白芨三錢 生甘草一錢 柴胡三錢

白芷三錢 桂枝三錢 荆芥五錢 紅花五錢

蛇窠瘡方

雄黃 鉄秀 各等分 用活綠螺含打搽上即愈

毒蛇咬方

獨脚將軍草 天仙荷葉草 棉花叶 地丁草 打汁用黃酒冲服

退腫毒方

蜒油十條　古文錢一個　細搗如泥敷患處最妙　倘無古錢即今時古錢亦可

又方

茄子花　搗如泥塗患處　留頂出毒大妙

移癧毒方

瓦花草　菜荳粉　二味打和作餅風干以橘叶絞汁調敷患處

專治橫沿方

甲末　猪苓　各二錢　共為末黃酒調服每服三次即愈

泄瀉方

黃瓜皮陰干泡湯服下即愈

顛狗咬傷

馬前子磨水服　看頭上有紅髮一根急〻扯去即愈

大便不通

核桃肉和白糖吃　麻油燒白菜湯吃

癬方

土槿皮一兩　班毛一錢　樟腦五錢　木鱉二錢　雄黃三錢　錦紋四錢

燒酒一斤　浸七日搽

裱画用漿法　殺魯膳傳

硫黄 木 川椒 木 明礬 末 共研煎水待冷打漿時用入漿麵一斤内配末研入

冬天用此以傍冰

又洗帋法　又傳

將皂夾燒灰加白凡共研入鍋中煎數滾待冷倘有旧字画片用此法

又將男子髮入鍋中煎百滾取髮陰乾將皂凡水洗上上即清明此法不落色跡

裱貼法　又傳

廣膠凡水多字上將蓮葉一点切照字之形故作此法後乾遍身洗水用漿裱之

打金箋法　又傳

廣膠凡水同煎先刷紙上後用紙篩紗觔鑽眼内放飛金洒上

裱紗絹画法 又傳

白芨一文煎水調漿 二文 加白凡少許裱為道地 如多照方加減

做古紙法 又傳

要常熟山上象豆子 去肉 顏料店買 用壳清水煎數沸染紙上加白凡少許

碾玉罷法

鮮板油 鍋上蒸化浸一天洗 又同炭灰水浸一二天洗亦妙

漿紗衣法

用白芨 研細 蒸洋當漿麵用更妙

糊窗洒油法

生薑磨漿洒紙上其油即散洒數次自然白而起亮

儆小犬法　横涇趙仁如傳

小犬初生時要桐油拌炒黄粟子吃一日後要桐油拌飯食一月使他永不長大

止血方　又傳

先覓水獺胆一個端午日合内入真嶽墨錢 水銀一錢 干姜一錢 良姜一錢 元茶錢 共爲末研入胆内能治刀傷鼻血衄吐血崩七損丹之脈諸血症之類 屢試屢驗此物必得秘藏身伴以得人之精氣也

稀痘丹方

射香錢 硃砂二錢 貝母四十九粒 搗爛塗七竅之處端陽午合用

火燙方

野榆樹皮炙脆研末伏土去火性將麻油調搽立效

牙痛立効方

梅樹上採刺毛虫窠去泥臨用入盐内九上焙干存性研細搽患處具効速愈

又方

野薔薇根煎湯可愈煎膏更妙

拔疔散

黑蟑螂 紅糖 各等分打爛搽患即愈

又方

蜈名頭貼疔上即消

又方

紫背浮萍草研爛塗消

鵞爪瘋方

白眼菓外肉塗數次即愈

又方

野蕎麥熏數次亦愈

又方

直天虫燒烟熏之亦佳　因指甲薄故熏熏後自然堅厚

洗瘋毒方

五爪龍草煎湯淨　冬時用五爪龍草根打汁沖黄酒更妙亦能治傷

繡球瘋方

薑桂窠草根　露三宿煎湯洗

綉球瘋方

水楊樹須煎湯不時熱浄

又方

土茯苓 一斤 白朮 米 葱白頭五枚 北蒼朮 三斤 煎湯浄

無名腫毒方 初起

大薊草根打汁黄酒沖服飲醉即散如不散再入一服

癬藥方

白砒 一下 火硝 二下 刘黄 九下 枯凡 一錢 樟腦 一錢 醋浸調搽患處即愈

湿癬方

蜜陀僧 米 輕粉 米 川柏末 米 共為細末桐油調如膏紙貼 又法陳阡張桐油浸貼亦愈

蛇窠瘡方

蜈蚣一條 雄黄二末 綵螺頭 同貓兒脚跡草即酸妹妹草打爛調和

又方

雄黄 鐵秀 共為末好醋調和搽九次即愈 又帛紙灰同白酒脚調搽

又方 王道南傳

蛇蜕九上炙存性 雄黄 大貝母 各等分研細加半枝蓮打汁調搽

藥烧方

當歸二兩 甘松〤兩 山柰〤兩 黄耆〤兩 丁香三錢 五茄皮〤兩 枸杞一兩

松節一兩打碎 青糖六斤 共為細末入夏布袋浸之

平淡傷方

乳香去油 末藥去油 血竭末 木香末 紅花末 丹皮末 玄胡末

右藥生晒為細末每服末黄酒冲服

寒濕氣方

鮮〻鯽魚一條 上洋二三文 帶毛山藥 同搗爛塗於患處即愈

又方 顧彦先傳

胡椒一分炒研 老姜一片搗 野芥子一分炒研 飛麺少許 各等分共研火酒調

搽收乾再用火酒搽上敷三次立効

酒積方

陳海蜇一塊 上洋糖三文 熱酒一鍾 放飯鍋上蒸化空心服立愈

赤遊丹方　　碩彥先傳

野蜂房　一个（如無新旧亦可）　冰片　十文　（先將冰片研細入蜂房中火灯上點着存性研細熟菜油搽三次即愈）

喉嚨痛方

牛乳落灯泡湯服下即止如若火熱加石膏亦可

痔瘡方　家傳

松香製　東丹末　銅青末　寒水石末　雄黄末

各藥研细入葱管飯鍋上蒸去葱再研用熬熟菜油調塗患處

鬐瘡方

將青胖蠶荳和殼打爛（入白糖一般）用白凡湯洗淨剃去瘡蓋即敷患處次日後如是即連用數次愈

不出痘方

孩童下地之時口中有血塊即去可以一生不出痘此法在九編素言

另稀痘丹亦在九編素言

瘰子脛方

猪胆汁二個　猫脚節草汁一盃　真川貝末 末　熬膏敷于患處項皮帋貼 上將鴉毛刷好爛俱可

又方　江西先生傳

屋上紅蛞　即名蝸牛數個　蜒油亦可　老銅錢數個　全打碎敷之即愈

瘰癧方

荔枝核磨汁醋調敷之即愈

提毒藥

川連一錢　蟾酥一錢　乳香二錢　沒藥二錢　硃砂一錢　黄柏末一錢

雄黄一錢　共研末磁罐收貯聽用

糟油方

陳皮一錢　花椒[illegible]　橘皮五十張　陳酒升半　食鹽炒一斤半

酒脚十五斤

產後湯藥方

黑荊芥一錢　元胡一錢　木香八分　香附二錢　紅花八分　澤蘭一錢

赤芍一錢　桃仁二錢　紫蘇梗一錢　官桂一錢　蘇木一錢　歸尾一錢

防風一錢　丹參二錢　炮薑五分　加益母草煎湯代水

八珍粉方

茯苓二两 乳拌蒸 山藥三两 西党二两炙 綿芪二两 蜜炙 建澤瀉二两 芡實二两

白朮一两炙 砂仁炙 建蓮心二两 苡米仁三两 白扁豆三两

白元米二升 白粳米一升 磨和白糖拌空心服

蜘蛛咬方

呼去血毒用韭菜地上丘引泥敷之 又甘草湯浸洗再用雄黃末 麻油調搽

壁虎咬方

雄黃人中白調搽 或用犀角磨水洗

洗目方

陳桑叶錢 紅花五分 膽礬五分 當歸錢

爛脚方

陶丹錢 血竭錢 孩兒茶錢 密佗僧錢 共細末摻之

又方

銅青一兩 黄占五錢 白占五錢 菜油一兩 共為末菜油熬好滴紙上成膏貼之

又洗方

生甘草二錢 銀花二錢 蒼朮二錢 白芷二錢 白蘚皮二錢 共煎洗

大丹方并治鑽筋脚氣

牛膝三錢 木瓜三錢 秦艽三錢 蒼朮三錢 連翹三錢 香附三錢

銀花一錢 加桑枝卅寸 河水煎 三服立効

癧疽方 凡有痞癖腹脇腸胃肺癰一切大毒無不効驗服至五六帖後方見奇功

當歸二兩 黑元參二兩 蒲公英二兩 鮮銀花藤二兩 石榴葉四兩嫩

河水並飯時服 查二兩煎

癬藥方 家傳此方效驗

川槿皮一兩 雄黃錢 百藥煎乙個 斑猫三个 巴荳五个 海桐皮五錢

大黄五錢 滴花燒酒入瓶浸透搽愈

又方

硫黃五錢研細 麻油同硫黃調引水汁 尖檳榔 在砂盆底上將麻油汁再磨下搽

陰癬方

鷄脚大黄根三錢 陳蕩脚三錢 用醋調搽即愈

又方

土槿皮五 木鼈子三個 班猫三個 實檳榔三個

滴花燒酒入瓶浸透搽

点騷方

櫻桃子人乳磨汁點之

又方

訶子一枚 要染身邊用銅青左塗右黑底右塗左黑底

点痣方

降香末 將膏藥帖上二三日即落

止眼淚方

橘葉 石決明煨 二味不拘多寡泡湯服

赤遊丹

舊鞋底紙草曬干燒灰存性為末香油調敷

又方

鏡面草搗汁時時掃之 或用蟹搗爛塗之亦妙

溫瘡藥酒方

當歸 靈仙 生地 白芍 防風 米仁 牛膝 木瓜 茯苓

杜仲 虎骨煅 川斷 紅花 蒼朮 首烏 天麻 木通 銀花

已上各等分 浸酒

蟾酥痧藥丸

茅术一两二钱 米泔浸烘干 辰砂一两二钱 水飛 明雄黄一两二钱 水飛 丁香一两二钱

蟾酥一钱 黄酒浸化為丸如萊菔大每服一丸噙化

痧藥方

硃砂一钱 天西黄一分 硼砂二钱 火硝一钱 原寸一钱 冰片一钱

牛黄一钱 牙皂一钱 白枯礬一钱 麝香少許

共為細末磁器收貯勿令泄氣

口痛方

蘆薈一钱 薄荷一钱 青黛一钱 人中白一钱 冰片二钱 月石一钱

心痛方　趙雅師傳　能治一切心痛一劑即愈

陳皮一錢　良姜一錢　厚朴六分　香附一錢　歸身一錢　三棱一錢　白叩仁六分　炙草五分

生薄荷一錢　木香一錢　只殼六分　肉桂一錢研另包　砂仁六分　研

加乾姜五片　河水煎服　此方孕婦忌服　若炎天酌用姜桂

又方　肝氣用

製香附四兩　良姜二兩　若胃寒良姜四兩　香附一兩

嘔吐平肝方

上沉香一錢磨汁　台烏藥一錢磨汁　生枳實一錢磨汁　尖檳榔四分磨汁　鬱金一錢磨汁

加竹瀝五匙　姜汁三匙　先服　俟熱勢退　然後服藥一劑

又方

石决明三錢 火煅醋淬三次 木瓜 不 烏梅肉三錢 上青鉛四兩 火煅打薄 橄欖五個 炭梗末一撮 加降香尸不下

風疾口眼歪斜方 妙

將黃鱔血點其所歪處即愈即洗去又孩兒茶油丹亦點患處即愈

跌打破刀瘡方

寒水石煅五錢 龍骨三錢 虎骨煅三錢 赤石脂三錢 白石脂三錢 海漂消三錢

白芨三錢 白斂三錢 東丹三錢

共爲細末如瘡久不收口加輕粉少許 即效

牙痛方 孫鳳祥傳

蟾酥三厘 冰片三厘 麝香三厘 共研爲末搽擦患

又方 又傳

生地黄 青鹽三分 共打爛時常清晨擦之 或飛鹽擦亦

又方 曹祥收傳

桂元肉包鹽外用泥糊煨之存性日日擦之

又方

龍骨八分 蘆薈三分 冰片一分 共研細搽擦患

又方

冰片一分 硼砂一分 青鹽一分 火硝一分 共研末搽擦

又方

升片[illegible] 山荳根[illegible] 蓽撥子[illegible] 雄黃[illegible] 共為末搽

疔方

初起紅腫以梅滷掃之然後以霜梅搗爛敷之即愈

眼藥方 通用 吳永昌傳

防風[illegible] 荊芥[illegible] 羌活[illegible] 蔓金子[illegible] 石決明 煅[illegible] 谷精草[illegible]

白甘菊[illegible] 木賊[illegible] 蟬退[illegible] 小生地[illegible] 山枝仁[illegible] 甘草[illegible]

河水煎

保真膏方 殷文伯傳

真麻油二斤四兩二斤 甘草四兩 天冬 麥冬 生地 熟地 肉桂 附子 白芨 肉蓯蓉 鹿茸 遠志 川芎 斷續 枸杞 穀精草 杏仁 虎脛骨 木鱉子 牛膝 蛇床子 兔絲子 鎖陽 補骨子 益智仁 杜仲 巴戟肉 萸肉 粉當歸 各秤淨藥四錢 敗龜板 紫河車各一具 海馬一對 海狗腎（如無，即以黃狗內外腎一大對代之） 地龍（炙乾）五條 草麻子一百粒

右藥煎法用淨鍋桑柴火入油煎枯濾去滓看油滴水成珠入製松香四兩 水飛淘丹一觔 將桑條不住手攪看滴水成珠再入硫黃 雄黃 龍骨 赤石脂 乳香 沒藥 南木香 蟾酥 陽起石各四錢 研極細末入油 時油稍冷用絹篩篩下緩緩不住手攪勻再熬滴水成珠入黃占六錢 攪和藥好離火冷定入蘇合油一兩五錢 鴉片一錢 原寸四錢 攪勻收貯以磁器盛收將藥入內以竹殼油紙札緊埋土中七日出火毒後聽用可也

此膏能鎮玉池存精不泄龜柱不死通血脈強身体返老還童髮白再黑固真精善御器數此不泄〻則有孕此膏一日無所忌且能滋潤皮膚治腰膝疼痛下元虛冷四肢麻木半身不遂五勞七傷疝氣攻剌二三十年老病遠年近日風蠱等症骨筋痠痛陽事不舉每用藥四錢裱好緞綃攤上貼腰眼兩穴欲御器貼臍孔餘病按患處用老水姜擦熱貼此膏一個可貼六十日切莫輕視寶之秘之

脩製擇天德月德天醫黃道良辰

906

鯽魚膏　吳近宸　瘍醫大全中抄

貼一切無名腫毒未成即散已成振毒提膿並治膿窠瘡癬

大醫蓋

活烏背鯽魚各〤個　蓖麻仁十二兩

將蔴油二觔全醫蓋鯽魚蓖麻子文武火熬枯濾去楂熬至滴水成珠離火入　真輕粉四兩　鉛粉十二兩　收藏聽用取膏攤貼

刀傷藥方　項名損傷

生半夏　錢　五化龍骨　錢　上血竭　三錢　鹿角霜　一兩

陳石灰　一兩錢　共為末

瘰癧瘡方

連翹　六兩　夏枯草　滻蘆　射干　沙參　澤蘭葉

花粉　白芨　桃肉　各三兩　共為末水泛丸每晨鹽湯送下　每日三錢服後永不發

癧瘡方

雄黃夅 白荳蔻夅 川貝母夅 全蝎夅每歲一個 桃核每歲一個

用刀切開一半留肉一半去肉入前藥拴內原合好胡桃全蝎每胡桃放一個打熟泥糊在外火內燒紅即好去泥將燒過胡桃并一齊研細每日清晨旁晚服禾夏枯草湯送下其瘡已穿用此藥即愈倘未穿者未服藥三日前用鷄蛋一個冡開些將生半夏三四粒放入鷄黃內蒸熟飯後將鷄蛋去殼吃下後將夏枯草湯吞下半夏服下其瘡即不大也後服此藥即愈戒鮮鷄栗子三年之內不可食倘食二物必發三年之外方可食之

手足瘋疾丸方 項文彪傳

草胡麻三兩，淘淨炒　綠升麻二錢，焙　白蒺藜三兩，去刺炒　宣木瓜焙，半　防風根一兩半，焙

茅山朮一兩，土炒　荊芥穗一兩半，炒　台白朮一兩，土炒　白菊花一兩半，炒　豨薟草二兩，酒炒

海風藤一兩，酒洗炒　川桂枝二錢半，切薄片忌見火　川牛膝一兩，酒洗炒　白歸身二兩，酒炒　紫丹參二兩半，酒炒

潼蒺藜二兩，淡鹽水炒　薏苡米二兩，炒黃　苦參三兩，酒炒，冬令減去

如法製，共為細末，用金石斛一兩煎湯調米糊丸，每服三錢，空心陳黃酒送下。

薰鵝掌瘋方 項文彪傳

桐油塗手心並患處，用側栢葉鴿糞熏之，以一炷香時，如此三日立效。

無名腫毒方

川山甲炒末三錢　銀花二錢　陳皮一錢　白芷一錢　甘草節一錢　防風一錢　花粉一錢

赤芍一錢　當歸一錢　大貝母一錢　乳香一錢去油為末沖　沒藥八分去油為末沖

如毒在頭加升麻一錢　在面加川芎一錢　在腰腹加杜仲一錢　在背加角針一錢

在手臂加桂枝一錢　在膝腿加牛膝一錢　在腿脚加檳榔一錢　用黃酒和水各半煎服

小兒吹耳散　裴家橋裴曙東傳

廣橘紅三錢炒研　雄黃三分研　冰片一分研　燈心灰二分　甘艸三分研

共研細末篩淨吹入耳中

水眼藥方

七 九製鑪甘石 丰 鵝管石 丰丰 薏仁去殼去油 淨丰 冰片 三下 原寸 三下 小川連 下 白蜜 八丰

共為細末研如飛麵必要無聲為度後用

大生地 三丰 草明子 三下 防風 丰丰 荆芥穗 三丰 木賊 丰 蟬退 丰丰

黃菊花 三丰 蒺藜去刺 三丰

共藥煎好去滓濾去脚澄清濾數次然後與細藥調和逐漸加藥水加入

雄胆 丰 青魚胆 二個 鯽魚胆 ㄗ個 化入更佳

○○○癰疽發背歌訣　此方瘍醫大全去中七卷抄出　此方益妙吃

眞人妙訣世間稀，一切癰疽皆可醫，化血就如湯潑雪，消腫立效肉生肌，任他發背膿

瘡毒，那怕疔瘡瘰癧兒，假饒疥癩並風癬，乳疽五背盡消除。

金銀花在四肢倍加　白芷在腹脇倍加　當歸一錢　沉香一錢　乳香去油一錢　廣木香八分

川貝母打一錢　陳皮一錢　赤芍一錢　防風一錢　沒藥去油一錢　甘草節一錢

穿山甲蛤粉炒黃去粉　皂角刺剉碎　鉛粉八錢全炒黃去粉各五錢

右藥將乳香、穿山甲另研細末，分作四包，其餘藥分四劑，河水二鍾煎七分，

加好酒半鍾調乳香、穿山甲末，上部飽服，下部空心服。

○○○黃金膏　拔毒生肌　此方瘍醫大全中

乳香一兩去油　沒藥一兩去油　豬板油四兩

熬枯去渣，加黃蠟、白蠟各一兩，熔化再下黃柏細末五錢，攪勻，

候冷加冰片三錢，成膏攤貼。

瘋氣方 玉峻天傳

桂枝八分 荆芥三錢 牛膝三錢 防風三錢 苦參一錢 蟬衣一錢 連翹一錢

當歸五錢 薏苡米半

河水煎服 五劑頭中煎服弍中煎洗浴

喉嚨痛方

山豈根 一錢 煎湯服下即止如若不愈連次服下或含口内苦水咽下久服不宜

鵞爪瘋治法 此方在外科全生集錄

即油灰指甲日取白鳳仙花搗塗指甲上下包好日易白鳳仙過時灰甲換好

鵞掌瘋煎洗方

威灵仙 何首烏 胡麻子 石菖蒲 防風 荆芥 蒼术

煎藥洗十數次即愈

四肢瘋煎洗方 羅會一傳 直塘人方殿聲來

草烏二錢 遠志肉二錢用光 細辛不拘 風子肉三錢 獨活不拘 川烏二錢

乳香三錢 青松毛二兩 紫背浮萍二兩 白茄根三錢 豬脚合兩 古錢三個

豬油半斤 醋半斤 陰陽水對合斤半

驚藥方丸散　趙王氏傳

川貝二錢（去心炒）　胆星二錢（晒炒）　薄荷二錢（去梗炒）　全蝎二錢（去頭脚水淨晒炒）　鈎藤二錢（用嫩鈎尖）

礞石二錢（用銀硝火煅金色）　麝香二分　硃砂一錢　真黄五分　真珠末五分

用白蜜為丸

點醫仙方名雀乳散　治眼熱毒卒生翳及赤白膜此方屢試見效

雄雀糞細研篩過用人乳汁調點　雀糞細而尖小釘者為雄雀糞別名丁香

疳積眼方

芙蓉花六錢（陰乾為末）　肉豆蔻一箇（煨）　胡黄連五分

右為末用赤雄雞肝去筋膜入前藥同研細丸如圓眼大用白

酒煮熟空心與兒服分作三四次服之

汗瘢方 李九如傳

硫黃木 土大黃朱 輕粉卄 射香卜 白附子半

共為細末醋蘸擦患處

達生散 產前服 吳永昌傳

當歸 止酒洗 禾 芍藥 酒炒 一錢 人參禾 防党參代 白朮 土炒 一錢 陳皮木 紫蘇木

炙甘草禾 大腹皮 二錢 洗淨

加青葱管五分 黃楊樹頭七分

加枳殼一錢 砂仁五分 黃芩木

乳金法

真赤金不拘多少以手指沾膠水乳細用滾水沖澄清去水陰乾寫用

皂莢仁浸胖研爛如泥以水和金用此書字其色不變 出芥子園畫譜

生魁秘法殷魯瞻傳

始琢玉章法

取蝦蟆肪衣子塗玉上則刻之如蠟但肪不可多得取肥者剉煎膏亦足矣

煮玉軟用刀法

地榆一兩 蔥汁一碗 大蒜汁一碗 同玉煮一二時取起可容刀刻圖章上

煮銅軟用刀法

將荸薺打攪汁同銅煮一二時便軟而可刻成字画也

起字法

白丁香一錢 生狗牙一个煆存性 柿霜一錢 硇本 共為末用飯數粒擦捏扁

貼字上少時則脚剔起自然無跡也

洗字法

用鷄子一个開一小竅入硇砂不封固紙裹外用棉包札紮住中間繫鷄窠底上防其動轉未抱鷄子時先与母鷄抱一日次日同抱待鷄出尽取起晒干為末聽用先將訛字處盖沸湯碗上一時取下摻藥再盖沸湯碗上一時取下待干拂下字即去矣又方用金石燕一个細末摻訛字處自然去字跡矣

裝潢起墨法

蔓荆子　龍骨　百草霜　各二分雀糞十粒南粉三文共為末先用水點三次將藥摻字上候干拂去其字自脫若綾絹上用白蘿卜擦將大紙襯下

收墨若金箋上墨久則用醬油描濕後用清水洗近則舌舐可去墨跡

裝潢店起梅菉法

綾綃上有梅菉處以枇杷核研細末煎水洗之其斑自脫

起印色法

不論絹綃上有印章欵去之先將燒酒點〻紅處然後將灯草輕〻擦之其色自去

粉泛色歸正法

若画上粉處被黑用硫黃焚烟薰之後煎石灰湯以新筆蘸二三次其墨自脫則色復旧也

旧畫復新法

不論綾綃及帋年久被黑用皂炭煎水洗之候干再洗如此數次其色泛新

帋毛打光法

用人頭上長髮成團條餅入鍋内數沸煎去其油取起晒干於帋上匀其色光而起亮

起油法

不論綾綃及帋上有油損處將圖書石灰于燒酒和薄塗於油處用火斗熨干下襯粗帋々上亦堆圖書灰上拂去灰与酒再塗再熨如此數次其油自脫矣

起血法

不論綾綃及帛上有血積處將水蘿卜甦細擦之其色自去

起鼠猫尿法

不論綾綃及帛上有猫尿跡或鼠尿跡用信研細末同燒酒調和塗患處將火斗熨乾拂去其藥尿跡自脱矣

乳癖方　信公張先生傳

陳皮一兩 查肉一兩 麦芽一兩 橘核五錢 用河水黃酒各一盞同煎去查將錫糖二兩冲入服一二可

資生丸方　殷文伯傳　治調中養胃以祛風濕

人參二兩 党參代用 茯苓二兩 白术二兩 山藥二兩 炒米五錢 蓮肉二兩

芡實錢半 甘草錢 陳皮二兩 麦芽二兩 建曲二兩 白蔻仁八分

桔梗錢 藿香錢 扁荳錢半 砂仁錢半 山查錢半 川連五分 為末水法丸

○○○神應萬驗膏 此瘍醫大全又卷中抄去

貼一切無名腫毒大瘡惡疽無論已破未破不過二三張即可收功每張用過以冷水洗去膿血

仍可再貼每張攤貼量毒輕重用之俱有神效

槐枝 柳枝 杏枝 桑枝 楝枝 各二兩 截作寸許長

用真蔴油二十四兩小炭火熬滾將枝次第入油熬枯成炭濾去渣再入

人頭髮 男女各半洗淨油膩一兩五錢 入油炸化再入 穿山甲 剪碎一兩五錢 入油炸枯再入

象皮 剪碎五錢 入油炸化再入

大梔子 一百個逐個捻破入油內離火浸一炷香再用微火炒一炷香再用大火炸成炭 取起冷定用夏布濾去渣再入淨鍋內稱準

每油二兩入炒過黃丹一兩熬至滴水成珠不散離火一刻再入後藥

真硇砂 透明亮者 血竭 兒茶 各二錢

乳細拌入膏內坐冷水中稍涼取起用水濕手扯捻百下使各藥和勻埋土內五日

去火毒用時以井華涼水浸半日捻成片放布上熱湯熨化貼

種茶子法 姚冕衡傳

在九十月間同麥種爲妙又法脫去老葉加石灰拌和種亦妙

鵞爪掌瘋方 程仲南傳

梹榔數個將萊油浸透數月不時手上搓之

稀瓜干棵法

黃梅天時油腳拌麩皮摻上螞蟻至即稀倘發芽時削去芽亦稀要盛將鹽菜鹵澆之

鵞掌爪瘋方 徐大林傳

紫草不 歸身禾 麻黃不 胡麻耒 獨活耒 雄黃不 研後入

冰片三卜 研後入 以上藥㕮咀收煉成膠入雄黃冰片再加入麻油末至 鹽滷半杯再放熱攪勻然後湿水洗手拭干以藥擦上青松燻之

百效丸 金氏存 治一切大毒惡瘡無論已潰未潰 此方瘍醫大全七卷中抄出

草烏頭 酒浸半日刮去皮切片炒　全當歸 切片酒拌晒乾炒　馬前子 切薄片炒黃色篩去毛淨

穿山甲 沙炒去沙　直殭蠶 酒洗炒去絲　麻黃 去節不見火晒脆以上各一兩

大甘草 不見火晒乾研五錢

右藥研細葱汁熬湯水法為丸如芥子大晒乾磁瓶密貯高年者五六分中年者七八分少年者三分孕婦忌服俱用葱汁白湯服下務須避風取汗如出汗後必須次日辰巳時方可起床見風如不遵戒守汗出見風則手足堅硬凡犯此者即用甘草末酒調服即解

癡痫煎方 服四帖愈 超然師傳

天门冬 去心 一钱 远志肉 甘草洗炒 一钱 云茯神 抱木去木 一钱 九制胆星 五分 冲服

紫丹参 朱砂拌炒 一钱 麦冬肉 去心朱砂拌炒 一钱 炙甘草 下 大丹皮 一钱

牛犀黄 三厘 冲服 酸枣仁 一钱 石菖蒲 竹油姜汁各一匙冲服用金器合河水煎空心服

乾癞疥疮方 高福含傳

雄黄 一钱 硫黄 一钱 白凡 二钱 去子油 一钱 寒水石 一钱

花椒 一钱 加熟菜油调敷

難產方

用自死龟板灰不拘汤服之难产不下服之即愈

瘡藥搽方

槤樹根二層皮一兩 和桕油末同打爛 加水銀少 打和作丸如小圓大 搽瘡上

壁塵瘋方 面上用 陳宏泰傳

萆薢草一錢 浮萍草二錢 晒干 荊芥二錢 青防風二錢 香白芷二錢 白附子二錢 白丸二錢 川椒二錢 共煎湯不時洗以透水為度加

小腸氣方

肉桂二下 柴胡不 木瓜八下 延胡不 青皮不 蒼术分 蘇梗不
大茴不 胡芦巴不 小茴不

掌上水科癩疥瘡方

生地式分 銀花式分 當歸分 黄柏分 蒼术分 甘草半炒黑
將黄酒三斤同藥入甏瓶扎好口隔湯煠數滾放地下一宿每
朝隨量服

產後湯藥方 吴永昌傳

歸尾半斤 紅花半 澤瀉半 延胡半 只壳半 查炭分 香附分
藿香半斤 烏藥半斤 荆芥炭下 炮姜炭升 加益母草煎湯代水

通用煎洗傷方 羨山家伯傳

樟木 刃 紅花 三錢 甘草 二錢 加 豆豉 分

又傳傷方

陳黃酒一斤 加減隨量 桃肉三個 研細和酒煮熱服

又傳傷藥煎方 自徽州汪聚賢

五茄皮 錢 續斷 錢 刘寄奴 錢半 茜根 錢半 羌活 八分 桂枝 錢

未久 錢 地鱉虫 三分 紅花 八分 陳黃酒煎服

又傳傷藥煎方 自徽州汪聚賢

紅花 錢 當歸 二錢 川芎 錢 乳久去油 二錢 未藥去油 錢 五茄皮 三錢

廣木久 錢 加 赤芍 錢 紅紫蘇 錢 陳黃酒煎服

飛龍奪命 一切跌打損傷接骨入骱新陳傷發皆治 蒙山曹伯傳自王一青

肉桂三錢 寄奴五錢 沉香五錢 茄皮五錢去土 硃砂一錢水飛 然銅刃醋製七次

胎骨製一錢 玄胡五錢 乳香六錢去油 桂枝三錢 木香五錢 射香一錢 硼砂八錢

血及刃土狗五錢 製法用山稜蓬朮元米粥調均虫吃次用赤芍當歸紅花茄皮末吃过用陳酒洗净炙去頭足

地鱉五錢製法同土狗 羌活五錢 千葛五錢 只實四錢炒 歸尾六錢 紅花一錢 桃仁三錢去油

杏仁三錢去油去尖 松節三錢 秦艽三錢 山稜五錢 蓬朮四錢 蘓木三錢 青皮三錢

香附四錢 橋糟三錢炙干 靈脂三錢去油 蒲黃三錢炒黑 貝母五錢去心 烏藥三錢

共為末陳酒下重者一錢輕者錢半不愈再用二三服必愈

傷藥煎方 又傳通州王一青方

乳香五錢 沒藥五錢 紅花五錢 當歸五錢 龜板五錢 上血竭五錢 洋花三錢

傷藥煎方 又傳自通州王一青

歸身礻生地各錢半羌活八卜川芎不五茄皮不陳皮丟卜

白芍不甘艸五卜川斷八卜紅花八卜枳實不乳香不

末藥不防風八卜麥冬不 杜仲不蘇木八卜獨活五卜

砂仁丟卜鬱金 牛膝

傷藥煎方 王一青傳

虞山上對節草加桃肉三個為末用陳黄酒煎服又法另水煎湯去血症亦愈分兩隨症輕重

傷方 汪聚賢傳

将大脚魚四足結住𨚫頭对合火煨一週時炙脆為末加胡桃三個為末用陳黄酒煎分兩多少隨症輕重冲服又另方脚魚末滚水冲治血症亦妙

又方 莫三元傳

紅花 示 当帰 三示 乳香 三示 末藥 三示 杜仲 三示 巳奴示

茄皮 示 射香 木炒 金錢鼈炙 介鱉 拾個 血及 示 故紙示

百龍五个

朱砂錢 六軸子炒錢 錦紋五錢製 狗脊錢 共研細末用

熱黄酒服加毛薑搗打汁冲服

鵝掌瘋方　張愛山傳

用蕪荑仁為末黃酒醋調敷七日不下水以後不時調敷為妥

又方　又愛山傳

用白鳳仙不拘花梗打爛不時搽塗為愈

鵝掌瘋薰洗方　毛仲遠傳

羌活二錢　防風錢半　荊芥二錢　白芷二錢　荊皮二錢　蒼朮二錢

天虫二錢　土必弍錢　方八二錢　白芨二錢　灵仙二錢　鮮皮二錢

加羅漢松果共用黃酒醋煮數滾先薰後洗〻半月

切忌下水倘不痊者再薰洗

鵝掌瘋搽藥方

毛仲遠傳

防風四錢　大楓四錢　独活四錢　蜜陀僧四錢　羌活四錢　荆芥四錢

雄黃二錢　輕粉五分　荆皮四錢　白芷四錢　床子三錢

共爲細末　加生地四錢　打爛　再加桕油共打和爲丸　搽于手上

切忌下水

鵝爪掌瘋方 哟市孫三生兄傳此方在外科正宗上亦有

白凢刄 皂凢刄 羰兒茶 牟 側栢葉 半觔

先將桐油塗患上再將桐油紙丁點火薰之然後用水拾碗煎此藥方薰洗須要七日不下水此方輕則不宜越重越効

桐油污衣 古今秘苑錄始

用荳渣洗之

酒醋醬污衣

用藕㩟之則無跡

金蓮穩步膏

地骨皮 紅花 二味同研爛如鷄眼痛處敷之成瘡者次日結𤸷

金蓮方 另有金蓮方用猴脛骨煎洗都挨事也 秘苑終

白风仙連根并葉花搗爛燒湯頻頻洗之骨自柔軟不受痛苦

磁朱丸方　陳葵谷傳

磁石二兩　辰砂一兩　細神曲糊丸　醋煅七次　丸如菉荳大　每服十丸

加至廿丸

瘋毒方　頭頂用　徐大林傳

草烏二錢　芫花五錢　生地二錢　明凡一錢

用水煎濃搽在患上

肝氣方　蓑山家伯傳

吴茱萸三錢泡淡　黄連三錢　烏梅三個　橄欖三個鮮　乙刹服愈　陰陽水煎

鵞掌瘋方　湯国祥傳驗過

鹽鹵不時洗手指乾約一月愈　本草綱目全本草備要查過但載鹽性未見註及鹽鹵性

掌上瘋方 吴元佐傳

食鹽搽手每日數次搽過即洗去約數日可愈

解圍玄藪集上風病所宜食物 錄陳宏泰藏秘本傳

白鴨養血補中 黑者亦可用　鰻鯏殺虫毒消風 勞補骨髓　烏鯉魚去大風諸痺濕 痛定痛生血　白魚助陽厚腸胃

土附魚厚腸解毒　青魚主濕痺脚氣 冷氣　鹿肉補中養血 去冷風　魚白助陽行氣 活血

橙皮去浮風　苣蕒主濕脾　芡實主腰脊膝痛　芝麻去浮風潤肌膚 助大風手功之功

葡萄主筋骨痛　松子主風痺虛弱 散氣通滯氣

治心痛方

蛤粉錢　飛鹽共末泡湯調服連服三日即愈

赤白濁

大麥渾不俱多少煎湯空心服二三次立愈

黃疸方

生石羔末二錢　生鷄子白一個　茵陳煎湯冲服

第二服用兩個鷄子調服其効立愈

治乳癧

牽牛末 煮酒冲服不止再進一服立刻見效

治眼科方眼癬奇

用黑棗子去核嵌青凡在內飯鍋上蒸熱打爲丸揩

一筆消

雄黃 下 夏蟆烏收取入瓶內蓋在泥中半年候爛癧搗上即[illegible]

牙疼方

茄蒂煅末 加冰片少許吹入痛處即愈驗過

心疼方

用刺蝟胆 煮酒冲服即愈 即名偷服血

爛眼皮方

用黄連乳浸點上又用黄柏乳浸貼上亦可

寸金丹　治霍乱泄瀉感冒不正之氣

防風　羌活　前胡　烏薬　川芎（酒浸）　白芷

半夏（姜汁拌炒）　新会　茯苓　砂仁（炒去衣）　厚朴（姜汁炒）

蒼木（炒）　藿香叶　四製香附　薄荷　蘇叶

苍术（米泔水浸）各三两　甘草两　白和仁一两（生研）

草果仁两（生研）　神曲五两（炒黄色）

右薬為細末用神曲十二两研細合姜汁搗和印成

錠子外以水飛硃砂為衣陰乾收貯（量人大小）

服之孚歸忌之 白湯化下 每服二粒

清灵丸 專治赤白痢積

用川錦紋 一斤 切碎 酒拌 四十九製 搗和為丸

治久痢方

陳貨肉骨頭 三斤 黄酒冲入

又方

赤石脂 一兩 禹餘糧 一兩

专治油積 法

炉底灰並水拌漿面塗上俱干即落

拔疔散方

用人耳中之木打爛疔面起敷上即瘥　行人急用方法

喉蛾痛方

用人指甲括下粉吃下立效　行舟急方

咬發癬方

用蜈蚣去頭足蘸由擦　去大毒用

牙蟲痛方

用花椒炙研末將飛鹽拌和擦上（日日）如痛重加石羔末拌擦

潘祖師治瘡疥神方

麻黃　半夏　茯苓　威靈仙　四味等分加姜又片

臨日清晨服二兩包 每味一錢至三錢

美髯丹

天門冬三斤 熟地一斤 煉蜜爲丸如彈子大 每服溫酒化三丸三次

揩好鏡子最忌鼠屎醋搭上永不起清

三日瘡方

白胡椒研七粒 枸杞根去皮同煎服

獨聖散 治孩兒一切諸症

山查炭 棗薑服 疳膨食積

三十六種風 渭山陳先生傳

蒲黃二錢 雄黃一錢 硫黃一錢 銅綠一錢 胆凡一錢 海螵蛸八分

硃砂一錢 陶丹一錢 明凡一錢 松香一錢 黃柏葉五錢 當門子 宜多少用小麻油调搽

三十六種大痲紫雲風 又傳

白芷三錢 苦參三錢 懷膝三錢 防凡三錢 小胡麻三錢 全當歸三錢

紅花五錢 大胡麻三錢 大楓連壳八錢去壳肉用灯艸煮去油

茅术三錢 白蒺藜三錢 灵仙五錢 桂枝三錢 荆芥穗三錢 尋骨風五錢

右藥爲末水法丸 此方體实之人極妙 體虚之人諒用

水瘋症並陰陽癬方 又傳

荊皮一斤 白芨六兩 蕪荑兩 秦艽兩 百部兩 五倍子兩

白椿樹根皮半斤 紅者不用 鮮榆樹根皮十兩

右藥晒不宜見火不磨石器打如小黄豆用布布袋放藥在內鍋內水煮半刻即起做鬼饅々豆腐式樣即將藥水刷於患處乾就刷上再乾再刷上要勤不可遲又不可間斷

腸紅秘方 十好十個 又傳

苦參子共念一粒每服七粒去壳用桂元肉一個包吃下又桂元肉一個再包吃六粒下服盡三服即止

眼癬方又傳　芦荟研末人乳調敷十好六七

白玉靈膏十好六七 又傳

輕粉　乳香　沒藥　龍骨煅　象皮梅　湖粉

右藥俱精製以為细末蔴油調敷另煎至黑色下黃白二占攪勻再用细末再攪和勻煎至成膏攤用腿上用俱靈驗

末藥搽上內紅黑色熟石膏君黄柏臣一二日再用海月
散即明瓦梅研細如要緊好用至仙丹鉛粉牙輕粉[illegible]一錢
共研細金海月散和用重用海月輕用至仙磨上乾麻油少刷
過街笑立止牙痛又傳
月石 青鹽 共研為末和勻再加冰片少許此藥
入缾內放燥處如不化水不美

秘傳種子神方

吳茱萸四錢　陳皮一兩　桂心四錢　白蘞一兩

五味子四錢　白芷一兩　厚朴五錢　細辛半

石菖蒲四錢　牛夕半　乳香二錢　人參四錢

白附子炒四錢　茯苓一兩　沒藥八分　當歸二錢

右藥十六味擇壬子日合為細末煉蜜為丸如小豆大每早空心服十五丸溫酒下不可多服經盡後之日連進三服可也不必再服恐雙生耳

此方夫婦可以同食　龐夫人已三十九歲無子後獲此方現生九子其驗可知矣

辛酉歲重九前三日　常熟己酉農　此方得於春風巷買舊書翻閱所得

金子良子全寅年十五歲瘰癧四年以至於潰膿淋漓諸藥內服無功

用梧桐樹叶揉軟去筋蓋上潰處漸次而愈從此未服藥矣

光緒壬辰七月十二日記　已酉農識

仁術録一卷

〔清〕王榮編

清道光二十八年（一八四八）抄本

仁術録一卷

本書爲中醫方書類著作。王榮，號貞陽子，生平不詳。全書收録一百九十六首驗方，内容涉及臨證各科，是作者在業師袁眉川所得道士傳方的基礎上，彙選歷代經驗良方而成。書中方劑實用精簡，僅列方劑組成、功用和製法，便於窮鄉僻壤取用。

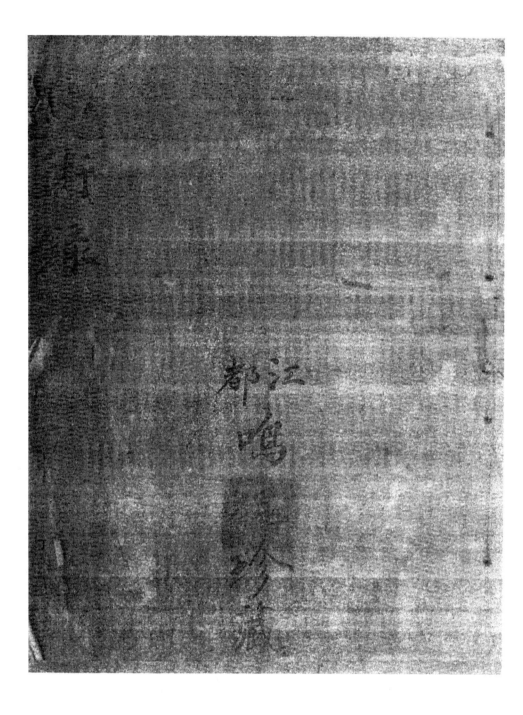

術録

江都 鳴槐珍藏

仁術錄原序

昔我師眉川袁夫子九歲入泮自期鵬遠忽遇道人授一膏方命珍藏之乃知一巾到老後嗣不振卒至賣膏以養餘年一若道人預知我師晚境之窘憐而濟之也因知山林修道之士不耕不蓄其不餓於茅廬中者以采藥為生計故神效奇方多出之彼活人書以求自活仁術無過於是矣余選名醫方附錄方論發明立法治病之旨為臨症所資取復輯秘方一帙名曰仁術錄是偏也醫不必三世病不必四診但得其一方可歸專門之活若照方畢製榜之通衢彼窮鄉僻壤無力延醫者覓之甚易我知李鐵拐之葫蘆不讓都散漢之指石嗟余之出此言也亦猶道人憐我師而為寒士謀一枝也時

道光二十八年季冬下浣　貞陽子王榮序

方目

一炁丹　海蛤粉丸　紅灵丹
二至丸　妙香丸　合寶救苦丹
家韭子丸　仙遺酒　絳雪散
脾腎双補丸　香茶餅　二百草花膏
彭真人延壽丹　化痰止嗽光膏　仙傳點目神效散
希夷八卦延壽丹　蜣螂土球丸　阿魏丸
保命補天膏　槐角丸　葱白丸
沉香盒　姜附散　猬皮散
鐘乳酒　桃灵丹　血痞呌响內消膏
瓊瑤酒　小香蓮丸　三黄化痞丹
神保丸　三道丹　化膏痞膏

秘傳十八症丹　磨光散　避難丸

治水膨法　吹鼻落翳散　解渴香茶

金頂至寶丹　落牙散　醉鄉寶屑

元霜　齒落復生散　螢火丸

灸癆虫法　達聰露　蟾酥丸

将軍丸　縮肛散　太乙混元丹

八毒赤丸　彭祖煉臍法　紫陽真人塞鼻通陽散 升

史國公藥酒　益壽比天膏　人馬平安散

獨勝酒　金鎖神丹　諸葛行軍散

九製松香膏　種子延年藥酒　赤金錠

雷火針　大力丸　青金錠

頭風吹鼻通頂散　鷹爪湯　紫金錠

白薇煎

作小菜法

仁術録

一炁丹

人乳　河車　紅鉛　秋石

蜜丸每丸重七厘

二至丸

女貞子冬至日採陰乾以蜜酒拌透粗布擦去皮晒乾為末

旱蓮草夏至日採搗汁熬膏

和勻為丸如桐子大臥時酒下能令老人不夜溲膂力加倍

黒鬚髮理腰膝壯筋骨强陰不泄酒色痰火服之尤妙

石刻安腎丸

附子　肉桂　川烏　川椒　巴戟　菟絲子　補骨脂

赤石脂　遠志　茯苓神　茯神　山茱萸　蒼朮

胡蘆芭　石斛　韭子　小茴香　蓯蓉　栢子仁
川楝子　鹿茸　青鹽

家韭子丸

家韭子　鹿茸　蓯蓉　牛膝　菟絲子　熟地　巴戟
杜仲　石斛　肉桂　炮姜　白當歸

脾腎双補丸繆仲淳

人參　蓮肉　山藥　山萸各一斤　北五味蜜蒸　菟絲子各八兩
橘紅　砂仁各六兩　車前子米泔浸　巴戟甘草汁煮各十二兩
肉豆叩十兩　補骨脂鹽水浸二日炒一斤
右為末煉蜜為丸如梧桐子大　忌食羊

彭真人延壽丹

人參　辰砂漂　遠志　石菖蒲鹽水浸　茯神　青鹽煅赤

巴戟酒浸　川牛膝　歸身酒洗　川芎　小茴香鹽水炒　川栢鹽水炒
乳香去油　天冬　麦冬以上各一兩　補骨脂　杜仲姜酒各浸一宿　大熟地
大生地酒蒸　茯苓人乳拌蒸各一兩　生姜酒浸炒黑　旱蓮草搗汁　黄精
川椒去目炒出汗　核桃肉　何首烏形如爪瓣内無紋花者黑豆蒸晒九次再用人乳拌晒乾各四兩
知母酒浸晒一兩

右為末煉蜜為丸如桐子大空心淡鹽湯下補心生血滋陰降火助腎水益精骨筋令人強健步履便利中年陽事不舉未至五十目髮昏白耳聾健忘少年精冷易泄或夢遺及諸虚之症女人子宮久寒冷心怯頭暈不能孕育帶下肌膚不潤男婦服此功難述盡

希夷八卦延壽丹

天冬十二兩晒乾明淨者用之　熟地四兩酒洗晒乾　二　紅花五錢　當

羌活兩　海馬一只酥酒炙透慢火焙乾　川椒兩去白　石燕一只火煅

共為末煉蜜為丸如梧子大每服錢酒下或淡盐湯下

保命補天膏

牛骨髓　核桃肉　白蜜

沉香盒

公鷄一隻喂以糯米肥後飢之三日用鯉魚一尾約重二斤半

硫黃四錢　研細入魚腹中蒸熟喂鷄食完飲以糯米湯待鷄毛

落盡殺之取其卵一枚如玉一枚如琥珀新瓦上焙乾用晚蚕

蛾十對陽起石一錢氷片二分入卵內雀腦為丸分作四十九貯以

瓷器以沉香作小盒如桂圓大上下俱留小孔以出氣含於口中

自生津液如坐百花園中遍體和暢

鐘乳酒

真氣者與穀氣并而充身者也鍾乳陽明氣分藥也其氣慓疾能令陽氣暴充陽明氣衰者服之飲食倍進統臍肉起蓋穀氣得其氣而生穀氣盛而真氣益壯也故曰益氣令人有子但得效即止不可過服石藥之氣悍也取明淨光澤鍾乳如鵞翎管者三兩置磁器注水隔湯煮令沸如魚眼水減即添三日夜取出更以清水再煮半日水清即無毒入磁鉢中著水研如稀米泔狀揩之如玉中白魚便以水洗不隨水落者為麁落者再研澄取曬乾其煮乳黃濁水服之損人咽喉傷肺令人頭痛或下利不止犯者但食猪肉解之用清酒六升以夾練袋盛鍾乳粉浸入瓶中隔湯煮一伏時酒乾添如原數封七日每飲二三杯不可多飲忌食肉物以解之

瓊瑤酒

三

虎骨八兩酥油炙　人參二兩　豨薟草八兩每次用蜜酒拌勻九蒸

絹袋盛浸酒二十斤煮三炷香再埋米屯內七日飲服

仙遺酒

薄荷　紫蘇　當歸　川芎各錢　官桂　天仙子

菊花　甘草　杞子各四兩　人參　茴香各兩　花椒

白芷　香附各兩　神麯四兩　鵞油　白蜜各二斤　糯米八升

以糯米鵞油白蜜為糜拌藥用白麪炒風配之作麯發之旬

日陰乾用盒子藏貯每酒醅三斤用麯兩清香悅口能返志

還童除一切內外怪病

神保丸

巴豆霜　乾蝎　胡椒　木香

海蛤粉丸

海蛤粉　風化硝　海浮石　天冬　瓜蔞霜　香附

橘紅　竹瀝　姜汁　桔梗

妙香丸局方

巴豆卌粒去皮心膜炒熟研如麪　牛黃〻　龍腦　麝香　輕粉各研末

硃砂　真金箔九十張

香茶餅

兒茶罗　桂花　薄荷各叐　白硼砂芈

共為末甘草汁熬膏作餅噙化嚥下

化痰止嗽丸

白蜜斤　梨汁一碗　姜汁　烏梅　蔞霜各叐　蘿卜汁一碗

甘草　蘇薄荷芈

熬膏挑服

蟯螂土球丸

蟯螂所滚土球更選球中有白虫者一枚火煅如大黃色不可燒焦再入麝香一分 兒茶二分 金絲黃礬三分 硃砂春二分 夏界 秋六分 冬分 并土球研細為丸燒酒調下空心服治噎嗝食不能下

槐茵丸

槐茵 急性子 青木香 白硼砂 四味為細末用白糖熬膏調入藥末作丸噙化忌食胡椒治噎嗝能開關下食

姜附散

高良姜去梗酒洗焙乾 香附去皮醋洗焙乾 等分為細末姜汁一匙鹽少許點湯下治氣痹胃痛如神同

癲心方明太祖勒碑以濟世

桃靈丹

桃仁半炒半生用錢 五灵脂炒烟盡為度錢半 小青皮炒 陳皮去白
香櫞去瓤 青木香 乳香去油 没藥去油各二錢
共為細末麵糊為丸如芥子大每服五十丸淡鹽湯下治胃
氣痛久入絡血瘀沫聚作痛亦治瘕疼

小香蓮丸

蘄艾搗如棉用黄米粉打漿拌透晒乾研末 紫蘇 苦參各八錢 烏藥六錢
青木香錢 甘草錢 黒丑頭末錢 檳榔四錢 石蓮子四錢
共為末水法為丸如梧桐子大以鬱金錢研末為衣每服弍
三錢沙糖湯下相傳異人授一寒士以此治痢起家

三道丹

鴉膽子三十粒去油 白礬煅子 百草霜 四分
米糊丸茶湯下治血痢神効

紅靈丹

辰砂 月硼砂 雄黃各卄卜 火硝三分 麝香 氷片各三厘

共研細末礠瓶蜜貯用時將銀簪挑點大眼角内男左女

右治痧穢絞腸腹痛

合寶救苦丹陶節菴方

北細辛六分 鬱金 金銀花 荊芥 降香 連喬 烏藥

紅花 青皮 萊菔子 青木香 枳實 獨活以上十二味各丌

研細末水法為丸每服一手治痧氣霍乱吐瀉轉筋入腹

絳雪散

硼砂 寒水石各手煆 辰砂漂三分 氷片一分

共研細末治口舌生瘡

弍百味草花膏

趙子春治兩臉赤爛流淚或痛或痒用羯羊膽一具其中脂滿填好蜜拌勻蒸之風乾爲膏以蜂采百花羊食百草取名

仙傳點目神效散

亳州王振吾父目疾將盲出榜招醫能治者以重金相酬有道人揭榜出藥治之半月全愈酬以三百金不受道人出此方令製藥施濟遠近得明者甚衆用好

羊腦石 八分打碎如蓮子大用新銅器盛童便浸四十九日再用新童便煮一炷香放缸片上煅轉如松香色爲度作四分各製

一分用姜汁煮三次候乾研細名虎液

一分用細辛薄荷荆芥穗各歹 煎取濃汁三次名鳳麟

一分用晚蠶沙三升炒炭淋汁煮三次名青龍

一分用童便煮三次名羊腦玉

鳳液丹

六

虎液六分　鳳麟二分　羊腦玉二分　冰片一分二厘

治内瘴如迎風冷淚怕日羞明昏花等證

乾坤丹

青龍四錢　羊腦玉四分　虎液二分　冰片一分

治胬肉攀睛赤白醫膜等證

離宮丹

虎液七分　羊腦玉三分　辰砂五厘

治時行火眼

河洛丹

羊腦玉四分　鳳麟三分　禹液二分　琥珀五厘　珍珠五厘　冰片一分

治年久雲翳遮睛不能行路但見人影或有血根攀睛

阿魏丸

阿魏七錢 鱉甲一兩 黄芪 廣皮 枳實 白术 柴胡各一兩
青皮 草豆叩 黄芩 當歸 茯苓各八錢 白叩仁 山查
神粬 延胡各一兩
共研末煉蜜為丸如梧子大

葱白丸

熟地四兩 當歸 白芍 川楝子 茯苓各一兩 川芎 枳殼
厚朴 青皮 神粬 麦芽各一兩半 三稜 蓬术各一兩 干姜
大茴 青香各半兩 肉桂半兩
用葱白搗汁為丸

猬皮散

刺猬皮新瓦上煅存性 八 蝲河中小蝤有刺者是炙黄四分 牡蠣醋浸煅八分
砂仁炒四分 小茴炒四分

七

共研末用沙糖酒送下作两服治痞如活鱉攻心

血痞叫响内消膏

乳香去油 没藥去油各半 甘遂半 甘草 急性子各钱 阿魏四钱

葱白十五支 白蜜 凝板

用鱉一個約重一斤許搗如泥入前藥調匀分作二攤布

上貼患處以熨斗熨之至藥無氣其痞自消

三黄化痞丹

石榴黄 桑黄 栢黄等分

共為末每服钱酒送下以瘦痞化為度

化痞膏

三百草 水紅花 六月雪 冬煎膏 大黄 川烏 草烏

三稜 莪术 肉桂 各兩

清油一斤浸煎去枯渣但以三草開花不同時油須預煎
候三草膏隨時入完方煎至滴水成珠為膏攤時加阿魏
麝香末貼瘩上瘩自消化

秘傳治臌十八症丹

人弱脉大者年壯脉弱者陰囊無路掌上無紋眼黑鼻燥者不
治按之不起彈之寬軟無聲者難治服藥氣促聲音變者難治
無過者不治服藥後浸起者不治
土狗二十只男用雌女用雄置滚水中泡死仰者雌俯者雄又要分前後截前半截甚澁能止大小便後半截主通利取之用瓦焙乾忌鐵器
石韋一兩　滑石半
各為細末加麝香少許初用半加至二錢止
一治單〻腹脹腹大四肢不腫　用前藥末半
桔梗三分　只殼　陳皮　大腹皮各錢　厚朴一錢　煎湯下
八

一治渾身臌脹頭身四肢俱腫用前藥末錢

枳殼　郁李仁　木通　葶藶各錢紫蘇　煎湯下

一治氣臌脹胸膈飽悶喘急指按隨起　用前藥末錢

陳皮　枳殼各錢桔梗廿丶丨　煎湯下如心腹疼痛加吳萸兩

脇下痛加柴胡錢如大便閉結加杏仁十五粒　倘不效加木

香錢再不效去木香加麝香五厘

一治水臌脹渾身脹滿如豬浮泡用前藥末錢

澤瀉　車前子　茵陳蒿各錢　煎湯下如不通加木通豬

苓赤芍各錢

一治食積臌脹物〻要食〻下易飢又胞膈停滯作痛用前藥

末錢　白扁豆　厚朴　蒼朮　青皮　陳皮各錢煎湯下

一治黃疸臌脹身目黃如金色用前藥末錢

茵陳蒿　秦艽各彐煎湯加蜜二匙調下

一治鷄盲臌脹至黄昏時目視不見用前藥末彐

菊花　蒼术　羌活　兎絲子　當帰　生地各彐煎湯下

一治痰火臌脹出氣有聲痰厚用前藥末彐

陳皮彐貝母彐前胡彐黄芩廾卜　如風痰加半夏生姜杏

仁防風如嗽加五味子如痰不化加鷄心梹榔各彐煎湯下

一治勞傷臌脹日夜發熱四肢無力心中想食到口不吃用前

藥末彐　茯苓　知母　桑白皮　熟地　白芍各彐　陳皮

半夏各廾卜　如燥渴加麦冬廾卜　虛熱加牡蠣廾卜生地廾卜

煎湯下

一治吐血臌脹　用前藥末彐　防風　茅术　赤苓

當帰各彐　如心疼加肉桂精神恍惚不安加辰砂三分入

九

藥末內 如鼻衄加生地錢煎湯下

一治痰疾臌脹 用煎藥末錢 茯苓 陳皮 神麯 當歸

白芍各錢葱白二支煎湯下

一治泄臌脹瀉 用煎藥末錢 白朮土炒 茯苓 澤泄

車前子各錢 煎湯下

一治瘧疾臌脹 用煎末藥錢 柴胡 葛根各錢

鷄骨常山酒蒸六分煎湯下

一治酒積臌脹身黃不亮亮者是用煎藥末錢 砂仁

葛花 只殼各錢煎湯下

一治砂淋臌脹 用煎藥末錢 瞿麦穗 韭子 益母仁

黑山梔各錢 如膀胱疼加黃芩錢煎湯下

一治胎前臌脹 用煎藥末錢 蘄艾 香附 砂仁各錢

煎湯下

一治產後腹脹　用前藥末每　白芍　丹皮　川芎

天花粉　香附各每煎湯下

一治崩後腹脹　用前藥末每　地榆酒炒　桃仁　延胡索

當歸　川芎　蘄艾　如腹痛加赤芍刺痛加五灵脂心痛

加肉桂三分小便不利加黑山梔每煎湯下

治水臌法

宋會之杭州人也元醫鮮于樞記其治水臌以乾絲瓜一枚去

皮切碎入巴荳四十粒同炒以巴荳黃色為度去之取絲瓜炒陳

倉米色黃去絲瓜研米為末清水丸如梧桐子大每服百丸其

言曰巴荳逐水者也絲瓜象人脉絡同炒者藉其氣以引之獨

取米投胃中也

十

金頂至寶丹

新銀窩一個内放紋銀丰二分炭火鎔化用硫黄开丰作一百二十分次第投入窩内令烟盡再投〻〻完将窩盖好添炭火周圍砌實不可摇動閉門勿令人窺次早開窩丹藥只有一分二乙研極細末治症不過用二三乙放舌上華池水嚥下三日三服即忌飲食先以米飲數日緩〻潤開腸胃必待十日外方可食飯亦不可過食後用十全大補湯病始除根此治噎嗝反胃之秘方也

元霜

黑鉛一开烊成一薄餅中穿洞以繩繫之将好米醋半甕即以鉛餅懸掛甕内離醋約一寸許用厚紙紮緊甕口再以磚石壓之勿使出氣放陰處待数日取起鉛餅上有白霜拭下鉛了有

可取白霜尽爲止其霜治噎嗝每服半分噙口内白湯送下若治痰火咳嗽每服三分

或用鉛打成圓球沉之尿桶内百日取出判取球内白霜

灸勞虫法

癆瘵俱有虫若不灸死服藥百無一效此虫在背脊骨食人骨髓須用鷄汁綿紙裁作条濶二寸投汁中煎將紙条貼脊骨自大椎骨起至尾骨止視先乾處用筆揀出搗大蒜頭成糊加入雄黄研敷在揀出脊骨上復用綿紙封固待蒜氣出口中乃去所敷蒜糊又灸法男左女右脇下送下數至上第三根肋骨梢尖上點穴用龍眼核削片艾灸十四壯癆虫呆死次服將軍丸下之除其病根此方傳自西域不可輕視

將軍丸

錦紋大黃酒浸九蒸九晒焙乾　桃仁去皮尖　牙皂去皮弦炙　檳榔
雷丸　蕪荑　鱉甲炙各兩　貫仲炒　安息香　麝香各錢
共為末用青蒿葉兩向東桃槐桑柳等等葉各罢水煎去
渣入白蜜半斤熬成入藥為丸如桐子大每日早晚大棗
湯下二三十丸服完全愈

八毒赤丸

鬼疰邪祟之疾若不下陰邪正氣不復李子豫製此方明醫傳
用稱為殺鬼杖子服之必下清延黃黃漸漸氣調而愈
雄黃　礬石　硃砂　附子炮　藜蘆　丹皮　巴豆去油各兩
金頭蜈蚣一条
共為末蜜丸如豆大每服五丸酒水送下

史國公藥酒

左癱右瘓四肢頑麻骨節疼痛諸般寒湿風氣

杞子五錢 當歸〻〻 川牛膝 杜仲姜汁炒 羌活 防風 白朮去炒

䑭風藤 川萆薢 茄根飯上蒸晒八分 晚蚕沙炒黄 油松節

虎脛骨一時炙 鱉甲醋炙錢 蒼朮米泔浸炒 以上各〻錢惟鱉甲錢茄根分

秦艽四錢 蒼耳子四錢 川烏 草烏各半錢清水浸七日再用姜汁浸七日晒乾

用無灰酒三十五斤絹袋盛藥入酒罎中封固十四日取

飲忌食發風動氣之物

獨勝酒

取油桐樹上寄生陳酒浸七日晒乾又浸七日晒乾每三兩燒

酒三斤煮一炷香時取起出火毒三日每服三杯患人渾身骨

响勿怕酒完風癱全愈

九製松香膏　　治湿痺第一方

十三

上好片松香三斤用清水煮烊拉拔過再換水煮再拉拔如此
十遍將松香研末用姜汁葱汁白鳳仙汁燒酒閙楊花汁萵苣
根汁韭菜汁童便換次將松香拌津透晒乾作八次製過其九
次將好醋少許再拌松香晒乾研極細末
川烏　草烏　蒼朮　肉桂　白芥子　乾姜　草麻各兩
血餘八兩　另用桐油三斤浸藥春五夏三秋七冬十日熬枯去
渣再熬入液膠四兩俟溶化後將松香末篩入收之離火
入樟冰二兩待冷入麝香三錢攪勻收貯攤貼神効

雷火針

蒼耳子肉（去油）　乳香　沒藥各二錢　羌活五分　川烏五分　山甲（土炒）五分
丁香五分　麝香　茯苓五分　猪苓五分　黑附子五分　澤瀉五分　大茴香半錢
白芷五分　獨活五分　廣木香五分　肉桂一錢

共為末將蘄艾搽綿用紙二三層鋪於上捍薄以藥末摻上
要極密外用烏金紙捲緊粘固用線紮緊用時以手捺患
處用墨記點將針點着用紅布二三層鋪於痛處針之

點痛針

麝香 乳香 沒藥 山甲 桃皮煅炭 皂角刺 硫黃

艾 法製如上

頭痛吹鼻通陽散

川芎 白芷 藜蘆 防風 荊芥 薄荷 牙皂 細辛

蒲黃 蔓荊子

等分為末吹入鼻內

磨光散

野荸薺粉 洗淨去皮石臼中搗爛密絹絞汁如做藕粉法再用
井花水飛晒乾研

十三

蘆甘石（用黄連黄柏黄芩甘草薄荷水煮煆再用童便浸煆一次水飛晒乾）錢

珍珠（入荳腐內煮研細水飛）三分

各為細末磁瓶收貯臨用加入氷片少許點目

吹鼻落翳散

山甲（炒） 蟬退（各五厘） 蠶不食草（七厘） 人金 蛇退（各分半）

刺猬皮（三分半炒） 石蟹（醋炙一分） 麝香（三厘） 桔梗（四分）

共為細末每用三厘吹入鼻中其翳即下

落牙散

雄活鯽魚（一尾約重五六兩） 白砒（錢） 玉簪花根（焙乾研末）

將砒末入魚腹中待其肉爛去砒不用只用淨魚骨晒乾

為細末每用入玉簪花根二三厘放膏藥內不使防侵好

肉牙貼患牙少時重咯一聲其牙即落

牙痛方

柳樹上蟬虫壳焙 研氷片少許擦入蛀孔內痛即止

齒落復生散

雄鼠脊骨 瓦焙 大黃 等分

研細每日點二次至七日止不可點多恐齒復生重出

達聰露

狗蠅 七枚 用葱大地一支不可拔取葱尖截下取蠅放在葱內

仍將葱尖倒塞葱口再用線紮定過十五日其蠅化水然

後將葱連根拔起取水用鵝翎蘸水滴入耳底即聰如舊

縮肛散

鱉頭 一個煅 枯礬 三分 五棓子 三分

共研細末摻之即收上

十四

彭祖煉臍法

人在母腹中呼吸母氣其機在臍生後元陽歸宿丹田及年長汩於酒色傷於嗜慾致真氣不得條暢諸病叢生此煉臍秘法有起死回生之功神妙無比

麝香　丁香　乳香　雄黃　木香各三錢　虎骨　夜明砂

龍骨　沒藥　硃砂　五灵脂各五錢　青鹽　小茴各四錢

人參　附子　川椒各七錢

共為末用喬粉作圈圍臍將藥末填入圈內按實揷七孔用槐皮一片如圍大蓋放藥上艾火灸之其熱氣或自上而下或自下而上一身熱透人倦如醉灸至五六壯通身大汗不汗則病未愈再於五日後又灸一次必以汗出為度以上藥作三分灸至三次而止婦人有孕去麝香以樟

氷代之凡癆嗽吐血遺精白濁陽事不舉下元虚弱痰膈等症婦人赤白帶下久無生育子宮寒冷依此法灸之無不奇驗真仙人之遺法也

予将本方加玉桂四錢 琥珀五錢 石燕一对 古文錢十个 礜石煅 以濟陽光也其妙無比将古文錢先排天地八卦又鋪藥末如婦人有孕去麝香以樟氷代之可耳

千金不易益壽比天膏

蛇床子 牛膝 遠志 川續斷 谷精草各二錢 木鱉

麦冬 天冬 肉桂 紫稍花 杏仁 生地 菟絲子

熟地 肉蓯蓉各三錢 附子八錢 甘草五錢 松香四錢 黄丹八分炒

麻油一斤四兩

右咀入麻油内煎至黑色去渣照油数一斤二油下丹時

十五

以柳枝不住手攪至滴水成珠不散為度
再下舶硫錢　赤石脂錢雄黃二錢　龍骨五錢
再熬又下沉香　乳香　没藥　木香　母丁香各三錢
蟾酥錢　陽起石五錢煅　阿芙蓉兩
再熬又下鹿茸　虎脛骨各三錢麝香　黃占各兩輕粉五分
攪勻入磁器中封固入井中浸三日夜紅緞攤貼丹田或
兩腰眼上四十日一換
此膏善助元陽添精補髓潤肌澤膚壯筋骨理腰膝五勞
七傷半身不遂陽事不舉女人赤白帶下崩淋胞（寒）胎不孕
金鎖神丹
御女易泄女心未孚難於種子此丹大補元陽久戰不休毫無
損人之品

北五味子一斤作四分

一分用金櫻子半斤煎膏浸晒七次

一分用覆盆子半斤煎膏浸晒七次

一分用韭子半斤煎膏浸晒七次

一分用茯苓半斤煎膏浸晒七次

合為細末加龍骨　牡蠣　起陽石　附子　肉桂各兩

為末和匀用桂員肉一斤煎膏為丸如桐子大好酒送下

于百日之内忌入房後自強壯

種子延年藥酒

淫羊藿一斤杜仲炒二兩生地　熟地　甘菊花　蒼术　甘草

附子　白芍　白叩仁　沉香　麦冬　巴戟肉各兩紅花分

肉蓯蓉　丁香　補骨脂　人參　杞子　苡仁　山藥各二兩

十六

木香　川椒　巨勝子　沙苑蒺利各一两　白當歸　白茯苓各二两
川牛膝　萸肉　仙茅各四两　覆盆子　蛇床子各一两半
菟絲子二两　羊脂油一斤四两熬熟　天冬二两
用白糯米三斗泉水淘洗入缸泉水浸三日去漿留取漿
清澄數碗用葱白二十枚花椒一两麻油四两熬漿以葱爛為
度取起候用先將淫羊藿四两鋪缸底再鋪羊脂油四两
紅花四两如此層層鋪之三味鋪完將米蒸熟放冷用細
麯曲六斤如米飯硬以葱漿潤之共前藥和勻置缸內三
藥之上用陳燒酒十五斤團圈淋之三日又用燒酒十五
斤傾入再三日再傾燒酒十五斤缸蓋封固看糟熟澄清
方榨取入罎隔水煮五炷香取起埋土內七日此酒性和
味美除百病養精神氣飲二三杯服至三七日微覺香逆

口出百体舒暢丹田温煖痿陽立興年老求嗣此酒最佳

大力丸

黄蟮一条重二斤油炙酥　白蒺利一斤炒去刺　冬青子十两

自然銅火煅醋淬七次研細　硃砂四两入鷄蛋内與黄白同煮三炷香研細飛淨

共為末煉蜜為丸每丸重一錢早晨空心陳酒下藥性行開

然後行功一段

鷹爪丸

桂皮　何首烏　五加皮各六两　鼠粘子　蓮花梗　川烏

鐵線透骨草　地骨皮　白海南参各一斤　白蒺藜去刺

白礬各一斤四两　石菖蒲　狼毒　山甲　骨碎補　威灵仙各四两

象皮四两　食盐二斤半　鷹爪一對

共為末分作十分每分用布包裹熬水洗浴十日再换一

十七

色洸過百日有力如厓此方異人授傳習武者寶之

避難丸

黑豆一升 杜仲 甘草各兩 蒼术 茯苓 砂仁各錢

判藥爲末同豆煮水乾去藥取豆搗爛爲丸如彈子大焙

實粉爲衣每嚼一丸忍食苗葉可爲終日飽

解渴香茶

雨前茶 甘草錢 烏梅一斤 薄荷

或鮮玫瑰花或鮮桂花共搗爛刻模印作餅風味甚佳

醉鄉寶屑

木瓜四兩 炒鹽兩 葛花 白叩仁 砂仁 丁香各錢

共爲末溫酒服可飲酒不醉

螢火丸

螢火　鬼箭羽　蒺藜各兩　雄黃　雌黃各兩　羖羊角燒存性
鐵鎚柄取入鐵處燒焦各兩半　礬石煅兩
共為末用鷄子黃雄鷄冠一具和搗千下丸如杏仁作三角形縫囊盛五丸帶於臂上從軍繫腰中居家掛户上能辟盜賊蛇虫疾疫悪氣此方漢道士尹公授武威太守刘子南永平十二年與北虜戰敗績矢如雨下未至子南馬矢輒墮地虜以為神乃解去漢末青牛道士得之以授皇甫隆々授魏武帝乃稍有人得之傳世罷安帝曾試用之一家病疫惟四人帶此者不病也

蟾酥丸

雄黃　蒼术各三兩　木香　丁香　蟾酥各一兩　石菖蒲一兩炒
山茨菇二兩炒　西牛黃　麝香各三分　金箔

十八

共為末火酒化酥為丸如粟米大硃砂為衣放舌尖化下

太乙混元丹

白梅花三钱 莪术 砂仁去壳各三钱 滑石一两用丹皮三钱煮去丹皮丹水乾為度

辰砂 甘草半生半炙 香附蜜水煮各两 遠志 天竺黄 人參

桔梗 黄耆蜜炙 木香各钱 茯苓 茯神各高 山藥姜汁炒高

益智仁去壳八钱 紫河車一钱 牛黄 麝香各三分 甘松四钱

共為末煉蜜為丸如遠志大金箔為衣

一治痰厥中風姜湯下

一傷食嘔吐腹脹大便酸臭姜湯下

一出痛苦楝根湯下

一赤白痢疾陳米湯下

一咳嗽喘急麻黄杏仁湯下

一小便不通車前子湯下

一中暑煩渇燈心湯下

一大便帶血槐花湯下

一霍亂蘇葉木瓜湯下

一泄瀉陳米湯下

一臥汗出浮小麥湯下

一發熱金錢薄荷湯下

一驚風搐搦薄荷湯下

一慢脾風人參白朮湯下

一夜啼不止燈心湯下

一疝氣偏墜小茴香湯下

一疳热身瘦腹大手足軟細陳米湯下

十九

紫陽真人塞鼻通陽丹

乳香去油 木香 沉香 丁香 硼砂 硇砂 硃砂 官桂

皂角 良姜 芭荳去油 細辛 血竭 川烏 麝香 雄黄

上藥等分棗為丸如小指大綿裹一粒男左女右塞入鼻孔凡頭痛齒痛胃氣心痛絞腸痧結水瀉痢疾風寒身疼藥氣透竅立能通陽諸症悉解

人馬平安散

硃砂八分 雄黄 硼砂各二分 牙硝三分 牛黄一分 乾姜五厘

麝一分元 冰一分二元 皂角半分 薄荷半分 鹽炒二分

共研極細末痧脹急症男左女右点大眼角馬亦点眼痢疾勿治

諸葛行軍散

硃砂　雄黄　硼砂　牙硝　牛黄　麝　滑石　冰

上藥各等分為極細末胃氣痛痧脹頭痛吹入鼻内

赤金錠

焰硝八兩　硃砂三分　雄黄三分　皂礬　黄丹各一兩

共研細末緩緩投入鍋内熬成膏用茶匙挑在錠模内凡一切腫毒惡瘡初起水磨塗之乳蛾喉閉口内噙化五分絞腸痧心疼痛點眼角蛇蝎傷塗患處

青金錠

延胡索一兩　皂角十四枚火煨　青黛六乙　麝香一分

共研細末清水調作錠重五分陰乾凡痰厥牙關緊閉并喉蛾風痰難以進藥將此錠井水磨化滴入鼻孔進喉内取出頑痰一刻即止

二十

紫金錠

千金子去油 川文蛤各四兩 貝母 木香 石菖蒲 白叩仁

川連 大戟 山豆根 重樓金線 辰砂各五錢 丁香 雄黃

牙皂 沉香 乳香 沒藥各一兩去油 藿香六錢 山茨菇四兩

麝香三錢

共研細末糊調作錠姜湯送下 本治瘴痢霍亂吐瀉腹痛

并治婦人月經不調

少陽丹

枸杞春採葉夏採花秋採子冬採根味甜者佳有味者味辛苦

麻口勿用

茅山蒼朮米泔水浸一宿將此二味搗為細末

紫熟桑椹搗汁各一斤

上藥調勻置新磁器內上用細絹蒙蓋安置浮棚上收日

精月華之氣煎乾為末煉蜜為丸如梧子大每服三十丸空心下能明目固齒百病不生

寧坤丹

白當歸 六兩酒洗炒乾　黄芩 二兩蜜酒各半拌炒　延胡 三兩

大熟地 八兩酒洗九蒸九晒　龜膠 二兩酒化　阿膠 二兩蛤粉炒

白芍 四兩酒炒　益母草連花葉一斤酒醋各浸一半拌炒

甘草 二兩蜜炙　蘄艾 八兩酒浸晒乾又醋洗晒乾取淨三兩

肉桂　桂員肉　木香 另研末不近火　血竭 另研各二兩

川芎　陳皮各二兩　香附 四兩用鹽水浸一半用童便浸一半各浸一宿

共為細末煉蜜為丸每丸重三錢

一經來前後腹痛醋炒延胡酒炒白芍湯下

一經閉不通桃仁紅花湯下

二十一

一經來遍身風塊荊芥防風白芷湯下

一經來先期炒黑槐花湯下

一經來每月二三次炒黑蒲黄酒炒地榆升麻湯下

一經來過期四物湯下

一經來腰脚酸軟杜仲牛膝湯下

一經水黑色炒槐花丹皮湯下

一經後赤白帶鷄冠花澤瀉湯下

一經後白帶升麻湯下

一兩月胎動炒砂仁黄芩湯下

一三四月胎動桑寄生湯下

一五六月胎動香附黄芩湯下

一七八月胎動秦艽陳皮湯下

一九十月胎動及腹痛臨産陳酒童便化服

一有孕血行炒蒲黃炒槐花湯下

一胎冲心嘔吐頭痛紫蘇藿香湯下

一胎嗽炙桑皮或杏仁湯下

一胎墮下少腹痛升麻甘草湯下

一頭産發熱柴胡湯下

一胎毒下血艾黃芩炒阿膠硃砂湯下

一胎衣不下冬瓜汁温熱化服

一難産急性子湯下

一逆産木香蟬退各五分煅炭煎化温服未效阿膠滑石末各等

葵子五水碗半煎一碗二次服

一産後子腸出鯽魚湯下或燒鉄銚淬醋化服

一産後惡血不盡益母草湯下加酒化服
一産後寒氣入腹臍下作痛吴茰湯下
一乳汁不通炒山甲歸尾花粉湯下
一血崩陳棕炭血竭酒化服
一胸膈痞悶川連枳實湯下
一中風不語竹瀝童便姜汁化服或荆芥煎濃汁化服
一冷汗炙黄芪炒黑棗仁湯下
一心氣疼枯蔞延胡湯下
一嘔吐煩滿姜炒竹茹藿香湯下
一不思飲食山查陳皮湯下
一燥渴乾葛湯下未止知母石羔湯下
一風氣痛益母草紫蘇湯下

一寒热柴胡黄芩湯下

一虛腫木瓜大腹皮湯下

一水腫茯苓澤瀉湯下

一白痢鳳尾草姜汁湯下

一紅痢酒炒川連枳殼湯下

一泄瀉白术山藥湯下

一大便不通蜜湯下

益母草丸

此方不一總以益母膏為君有以四物湯加香附山查者有去山查加阿膠者有以八珍湯加香附砂仁山查者

烏雞煎丸

人參　白术　蒼术　黄芪　烏藥　蛇床子　丹皮　海桐皮

二十二

川烏各分　白芍　莪术各分　附子　肉桂　陳皮各分　延胡

紅花　琥珀　肉果　草豆叩　木香各半　生地

右各細剉用烏骨雄鷄一隻滾湯浮去毛及腸襍將上藥入鷄肚内好酒一斗新磁瓶煮令乾去骨以油單焙乾為末煉蜜和丸如桐子大每服三丸

震靈丹

禹餘糧　代赭石　紫石英　赤石脂各兩

作小塊入淨鍋中盞泥封固用炭十斤煅炭盡為度入地出火氣二日夜研細末

乳香　没藥各去油分　辰砂分漂　五灵脂分

為末同前藥和匀糯米飯為丸宜堅細

分胎順氣飲

黑豆一碗煮汁 蘇木炒黃煮汁 陳紅花煮汁各兩

大黃兩為末陳米醋煮汁一碗將煎藥三汁漸漸滴入醋內每汁滴完熬作碗許

治孕婦數年不產氣滯累胎將醋作湯飲不必盡劑即能分娩

下乳天漿散

瓜地 山藥 川斷 當歸 通草 棗仁 漏蘆 山甲 王不留行

用猪蹄煎湯去蹄煎藥分作兩次溫服以木梳梳其乳房

治元氣虛弱乳汁微少能令湧出

胎風散

猴糞二分 硃砂一分漂 麝香一分

右藥預備研細末另包容器收貯小兒初生八九日內每

二十三

生胎風世多不治一有此症将藥秤準乳汁灌下得微汗即愈此方救活嬰孩不可勝数

二粉散

綠豆粉开　輕粉五　標朱手　冰片一分五乙

右為極細末将金汁調鵝毛蘸敷治小兒猴子府是症從糞門或陰囊邊紅暈爛起漸至皮膚不結靨或眼梢口角亦紅如不早治必至爛死凡見此症切忌洗浴只用軟棉帛蘸甘草湯揩淨用藥雖蔓延遍身可愈此方極秘救人無数一方加牛黄一分小兒猴府乳母亦宜服藥以敗其热毒

乳母煎藥方

川連　銀花　連翹　生甘草　赤芍　當歸　牛膝　桔梗

黒山梔　薄荷　木通

右薬等分新汲水煎食遠服

小兒府積勞破法

手大指下近掌厚肉湧起處揉之其筋自起破一乙深二乙濶

以生肌散封之服後薬

人参　茯苓　當歸　川芎　柴胡各七分　使君子二粒

肚大加姜蚕七分肚有青筋加肉桂七分一方有輕粉二分一乙

共為末勻作七分每分鷄子肉蒸乳再用童便煮以酒送

下日服一個

太乙梅花保嬰丸

緑萼梅五分陳胆星　天竺黄　釣丁各五分　明天麻　姜蚕

全蝎　半夏　薄荷　羌活各半　雄黄　荊芥　蝉衣

二十四

礞石各三錢 白附子 血珀各錢 辰砂 牛黄各錢

研細末蜜丸如桂圓肉大治小兒驚風手足拘急發熱痰

喘咳嗽神昏牙關緊閉薄荷湯下二丸神効

種子奇方

大熟地薑汁炒 肉桂 益母草酒浸 赤石脂酒浸 補骨脂酒浸

白當歸 丹皮 炙黄芪 白薇蜜炙 香附醋浸焙乾

白芍鹽酒炒 茯苓 炙甘草 吳萸鹽水炒各六

川斷 小茴 白术土炒 艾葉蜜炙 延武酒炒各五

附子生 乾姜炒黑五生

共為末煉蜜為丸如桐子大淡鹽湯送下空心服

漏肩風灸法

如左邊痛灸右以右手由面（前）搭左肩以中指按定痛處左手高

舉直伸用陳艾炷如黃豆大灸痛處右邊痛換左手亦如前法按灸自愈

痧症刺法

崇禎云初天下大疫麻痺而死比比有也閩人曰此名疙瘩瘟刮委中有青紫筋暴露用三稜針刺出血無不立愈今道光元年此症復發如法刺之并刺少商少陽亦愈荊楚深山積水不行濕蒸生虫名曰射工一名短狐即蜮也隨風而行此物畏鵝所謂鵝飛則蜮洗也其中人多在骨節之處頃刻麻木而倒彼土人以薄片亂及擇委中人迎等處脊骨見紅痧中如有紫泡挑破以油塗之其虫即死謂之挑痧若今之痧症乃寒熱瘴癘之氣亦用此法而得效者開氣透營內閉亦能宣泄耳

太倉公虫論

太倉公曰蟯瘕為病腹大上膚黄麤循之戚〻然病蟯得之於寒溼氣宛篤不行化為虫切其脈循其尺索刺麤而毛髮奉美是虫氣也飲以芫花一撮即出蟯數升病已

戚宗陽下虫法

戚宗陽曰脉洪而大溼热生虫用石榴東引根長流水煎調檳榔末子服之虫自引下出凡下虫須月初三日至初六日止

蛔肚服使君子法

鷄蛋二枚去殼煑水乾半為度止服其水後將使君子炒去殼嚼下四五枚蛔死自下須在月初

頭痛外治法

宋裕陵傳王荆公頭痛秘方用生菜菔心汁一蜆殼仰卧注鼻中如左痛注右〻痛注左〇江少微治頭風有至眉骨痛者用

活龜一個新瓦弍片置龜於中鹽泥封固燃火煆出青烟去腸壳用四足并腹肉如遇此症先注萊菔汁次以龜末吹入鼻中即愈又頭痛有並眼目不明者萊菔汁内調入雄黄細末少許左患滴右耳右患滴左耳亦可兩耳俱滴○程文彬治腦受風寒清陽痺阻頭痛用姜汁先含冷水一口注入鼻内辛以散之

俞山人灸脚氣法

宋元長知開封忽如有虫自足心行至腰間即暈絶俞山人云此真脚氣也法當灸風市穴在膝上七寸外側兩筋間各灸一壯晏然復常明日病如初俞曰欲除病根非千艾不可後灸至五百餘炷遂愈今之脚氣即内經緩風濕痺千金云頑弱者名緩腫風痛者名濕痺此風毒在内無補法無攻法但當瀉之灸亦有補瀉急去火者瀉也

王仲陽治溲便不通法

溲便不通秘悶欲死於患人連臍帶丹田作一泥塘以新汲水調朴硝兩餘令化漸傾入泥塘中勿使溢出須時大小便并出

張道卿治血淋法

用獨蒜一枚山梔七枚鹽少許共搗如泥貼患人臍上下紫黑血片淋痛即止

陳宜父灸下血不止法

下血不止春取東夏取南秋取西冬取北隨時采取燒灰調服令患人直立量其脊骨與臍平處椎〻灸七壯或年深更於椎旁各一寸灸之

汪石山吐癇瘦法

癇瘦不止以帛勒肚取茶子去殼手挼碎滚湯一碗浸取汁隔

宿早晨服能吐去積痰○痰厥喉塞欲絕用茶子一粒去殼糯七粒研以生姜汁調入男左女右鼻內甚則加倍研如末吹入鼻內稠痰得吐即甦

陳斗巖治厥逆脉伏法

厥逆脉伏針手陽明合谷足陽明厲兑氣少回灸百會以提氣

秦承祖灸鬼法

人為鬼迷脉必沉澁是為陰祟以兩手大指相並縛定用大艾炷騎縫灸之務令四處著火兩甲角及後肉一處不着則不灵

驅鬼魅作祟神咒

薩哈　哝嘛　吽嘛　薩哈　地地行　叭嘛　布冷　布冷

薩哈　官嘛　叭嘛　地也行　叭嘛　嗩嘛吽

向東吸氣一口呵之床內念咒一遍夜卧自安

禁惡夢神咒

蒲珊婆演諦

臨卧時以指彈兩耳念咒七遍更以辰砂一塊置髮内

今着祟自説法

妖精惑人吸取精液脉必乍大〔乍〕小乍数乍遲胞下氣阻舌色藍白是為陽祟以破鼓皮槌角子煎湯令服則必自説所遇又以白茄捍心支視其所脱之毛可知其物以其所畏者制之或以桐油調木鱉子末塗陰處彼必惡而去

截瘵法

天師府勅立拏瘵鬼〇〇到案毋違速速

差役 李友賢 許監文

〇〇某年某月某日禀

一六日天京　二七日姬天保　三八日者宥言
四九日孟連春　五十日候芽生
黄紙書捲筒置頭上
腹痛神方
吴萸灰炒　木香三　藁本　乳香　沒藥各去油子
共為末每服五分米湯下
吐血神方
初生下小牛下黄上脚心肉同甲用碧色陰乾用時新瓦上焙研末五
藕節焙乾三共和研末清湯送下三服自止
除白蟻法　宜血忌日繫之
咒曰白蟻尔祖家住在瓊州府文昌縣姓張名七娘無父母兄
弟六親眷屬被人賣在與茶長者為婢做賊偷盜人財物打死

二十八

埋在樟樹下變作白蟻上入屋守食人樑棟食佛神相爲惡害人合具陰陽官擇放廉貞破軍灵符一道掃盡白蟻粉碎爲塵立使消滅急急如律令　白紙朱書貼所食處

定光古佛勅到奉行（甲）阝廉貞奉（符）（甲）破軍奉（符）

烏鬚

京墨二　燈花五朶

同入猪膽内懸風待乾用時以猪脂皮包指蘸塗臘月製

去皻鼻

老絲瓜　老黃茄等分燒存性　研末茶汁調敷

辟瘟香

蒼朮為君 羌活 獨活 白芷 香附 甘松 山奈

赤箭 雄黃 大黃各等分

共為末麪糊為丸如彈子大黃丹為衣晒乾焚之

鬼魅魘人香

降香ㄗ艾絨生麝香 硃砂 雄黃各三分

用薄糊調晒乾為末

夢甜香

元參八兩去土磁器中煮控乾切片微炒去烟 甘松洗去土 乳香去油各一兩

麝香 檀香各二主 沉香生

此方出後蜀主宮中療病人焚之最妙

辟蚊

二十九

鱉甲　楝花　芫花　川烏　藜蘆　苦参

共為末棗肉為条夜焚之

辟臭虫

以銀硃塗蟹壳燒之臭虫盡死

除虱

白果　葱頭　水銀　同研爛入囊佩之自除

除鼠

用桃枝對太陽截作七段揷入於鼠穴出入處呪曰卯刑子鼠免死

截瘧法

酒炒透常山　蒼术　檳榔　製川朴各五分　生姜二片

酒水煎服

香雲

白檀香　馬牙硝　艾葯各半　雲母石　蘆甘石　慈石各一錢

共為細末白芨糊作条如指大臨用磨水塗捧香上以金薄為衣焚之烟起噴水一口其烟蟠叠不散如雲

加入小兒胎髮一個焙乾為末烟成仙人形

加入水秀才焙乾為末即水面上寫字虫一錢　烟成仙鶴形

加入鉄粉一錢烟成竹梅又烟欲白加水粉欲黄加雄黄欲青加銅青

艷容膏

珠兒粉半　白果二十个　紅棗十五个　猪胰一个蒸熟　白芷

甘菊花各一錢

右將珠兒粉研細餘俱搗爛拌匀以蜜拌酒釀燉化入前

二十

葉蒸氣每晚搽面清晨洗去

芙蓉香皂

嫩石羔煅八分　录荳粉四分　白丁香　大皂莢取淨末各一分　川芎

櫻桃樹皮根　白芷　三奈　細辛各等　桂花一分

共為細末蜜調作餅早夜搽面去雀斑黑痣滯氣

雉腦膏

凍瘡久不治愈年年發歇先癢後痛腫破出黃水及出血不止

雄雉腦一枚搗爛　黃臘　清油

三味文火熬成膏去渣磁器盛用每日塗瘡上

搽牙散

鮮旱蓮草陰乾一斤

青塩八分將旱蓮草醃過後有滷出用甑蒸晒乾復塩滷內浸次日又蒸
晒如此七次鋼刀切碎研末

骨碎補 用碎片刮去黑皮陰乾一斤用銅鍋炒將槐枝不住手攪候畧轉老色不使焦枯

没石子 取大者看有眼為雌無眼雄配雌雄念对將没石子每个色仔外再包湿帋用火盆一个热灰鋪底將没石子放上又蓋热灰用微火圍周煨之一二刻先取一个劈開看中間起銀星放好火不可太久如焦枯無効

右三味忌鐵器若磨心有鐵去之以堅木作心磨為細末磁瓶盛貯每早擦牙隨津合嚥能固齒補腎益精寬筋

緑雲油

沉香 蔓荆子 防風 覆盆子 白芷 没石子 生地

附子 訶子肉 卷栢 閙羊花 丁香 旱蓮草 芒硝

零陵香 各等分

各剉細每藥一兩浸油半斤以厚帋封晒梳頭時手蘸油摩擦令热入髮内數十日外秃者復生在者先黑如漆

去痣法

三一一

用水石灰一盞如稠粥揀整粒糯米半揷灰中半出灰外經一宿米色變如水晶樣用簪挑米少許置痣上半日痣自汗出不得着水二三愈

滅瘢痕法

用脂麻三升喂烏鷄二日取矢以白芷當歸各等煎去渣入鷹矢白生調敷其瘢自滅

縮金蓮法

蕎麥桿燒灰滚水淋取汁如醋色　硼砂　藁本　威灵仙各等

三味研末用汁三碗入砂鍋內煎數沸乘熱洗至温又添熱洗者渫不過數次自然柔軟易紮不出三月便成小金蓮雖三四十歲尚可為倘脚上生小瘡勿疑以訶子末敷之即愈

記女守閨法

乾胭脂　蜜陀僧　硃砂等分

為細末点女人肉即成紅斑但與人交合即去

下體氣法

大田螺一个水養三日泥淨去蓋入藥　巴荳一粒去殼　膽礬一粒

麝香少許　三味共入螺内磁器盛之令螺化水患者五更時將

两手蘸螺水抹其腋下若豁然欲下須至無人空處下之

其便極黒閉土蓋之勿令人知如不消盡再製螺水抹之

須三次後用枯礬五分蛤粉三分樟冰一分為末擦之永除病根

令婦人不妬法

取婦人月經布裹蝦蟆於廁前一尺入地埋之

記事法

凡人心昏多忘取白葛花陰乾研末臨卧方服寸匕思念所欲

三十二

事即於眠中醒悟也

今人說出心事法

以葡蟲乾之欲探人心事以此蟲煮酒飲之醉則盡說所秘

藏梅花法

晨起視半開綠萼梅連蒂煎下每花一用鹽炒一將梅花入磁瓶中以鹽洒上層梅層鹽不可用手撥動瓶口用紙包紮置於地上夏月開取點茶香韻如鮮

五靈昇丹

水銀　白礬各二兩　硃砂　雄黃各五錢　火硝八兩

共研勻置於鍋內底以粗碗覆之碗外以石羔末周圍封固勿使出氣炭火先文後武煉二三炷香收貯

凡一切無名腫毒潰久肉敗四邊紫黑將丹水調稠以鵝毛掃

於肉立刻紅活死肉脱去再上生肌藥收功凡痛腸痔漏將此丹以紙捲成条插管内七日其管即隨藥脱去

夏冰丹

水銀　火硝　白矾　炒塩　皂矾

上藥各九子共研至不見水銀星盛於新大銀罐内以微火鎔化熬至罐内無白烟起再以竹枝撥之藥屑不起則藥吸於罐底謂之結胎胎成用大木盆一個盛水水盆内置鐵火盆一個以水盆内水及鐵盆之半腰為度然後將結就之胎連罐覆於鐵盆之中以塩水和黄土封固罐口勿令出氣再用淨灰鋪於鐵盆内及罐腰按平不可摇動恐傷封口即要走爐取燒紅青炭擠圍罐底勿使起焰謂之文火煉一炷香再用扇煉一炷香謂之武火其炭隨少

隨添勿令間斷而見礶底再煉一炷香即退火待次日
冷定去盆灰并封口土開看鉄盆内所有白霜將磁瓶
收貯愈陳愈好其礶底内原胎研摻癬瘡神效

此丹如遇癰疽發背疔瘡等毒一切惡症用厘許以津唾
調點毒頂上以膏藥蓋之次日毒根盡拔於頂上結成黑
肉一塊三四日即脱落再上生肌藥昇藥收功

此丹用蒸粉以水少許和勻為細条晒乾入竹筒内名為
錠子凡毒成管約量管之淺深插入錠子上蓋膏次日揭
膿一二次其管即化為膿管盡再上昇藥收功此丹比昇
藥功速十倍但性最烈點毒甚痛法用生半夏對配再加
氷片少許能令肉麻不痛

大提藥

雄黄　騰黄　麝香各錢　硃砂三分　蓖麻子肉三錢　紅昇藥五分

先將蓖麻子研如泥後和各藥研爛用象牙匣封藏外用

虎皮色好則不泄氣此藥圍敷初起對口發背惡疽四五

日即可消化

梅花點舌丹

梅花瓣四要綠萼　乳香　没藥各去油　硼砂　雄黄　硃砂

葶藶　牛黄　蟾酥各五　冰片　沉香各錢　熊膽　麝　珍珠各六分

共研細末用人乳將蟾酥化開和藥搗為丸如桐子大金

箔為衣

此丹治諸般疔瘡一切惡毒初起及時行大頭瘟疫脖項

面目俱腫緊急喉痺腫痛水漿難入先用一丸噙化覺口

麻有苦水徐徐嚥下然後看病輕重輕者二丸重者四丸

三十四

井水化下有吐酸苦水隨即得汗者亦有瀉一二次得愈者孕婦忌服

四製蜈蚣丸

金頭蜈蚣四条去頭足一条用姜汁炙一条用香油炙一条用酸醋炙一条用酥炙各研末

川山甲四两一两用紅花煮一两用皂角生煮一两用紫草茸生煮一两用蘇木生煮各焙乾研末

歸尾生　大黃　荊芥　桔梗　乳香　沒藥各炙一钱　黃芩

連喬各一钱　防風　羌活各五钱　全蝎一钱　蟬退去頭二十只　姜蚕廿五只

牛皮膠土炒一两　雄黃七分

共為細末米醋打糊為丸每丸重[illegible]硃砂為衣磁瓶收貯瓶內放麝香五分以養之每服一丸滚酒下治一切無名腫毒未成內消已成出膿瘰癧尤效

琥珀蠟礬丸

白礬一兩 黃蠟一兩 雄黃五錢 琥珀一錢 珠砂五錢 白蜜一兩

右四味先研極細另將蜜與蠟鎔化離火片時候四邊稍凝入上藥攪勻共成一塊微烘眾手急丸小𠗊豆大硃砂為衣每服二三十丸白湯下治諸毒已成未膿之際毒不

內攻

神應膏

真阿魏三兩 麝香一兩 硃砂四錢 雄黃 五灵脂 甘草各兩

川烏 草烏各四兩

將鮮鬧楊花十觔打自然汁入瓦器中熬成膏如稠糖將藥為細末入膏內攪勻勿令凝底用磁盆幾個每盆將藥攤一薄層烈日中晒乾磁瓶收貯如遇腫毒將筆蘸藥先從外面圈起將待藥將乾再圈第二層與前圈相連即將

三十五

酒調前圈如此圈至當中留出頭大一孔以泄毒氣用酒常潤藥不可間斷半日乃止待藥乾自落不必洗去其毒自消

五色蟾酥墨

雄黃　銀硃　胆礬　韶粉　騰黃　銅綠　硼砂各五　麝本

共為細末用蟾酥為條如筆管大陰乾水磨塗患處立消

萬寶代針膏

蓬砂　血竭　輕粉各五　金頭蜈蚣一条　蟾酥卄　雄黃本

麝香一分　冰片少許

共為細末蜜和為丸膏看瘡有頭處放藥少許次早其膿自出

大乙膏

肉桂　白芷　當歸　元参　赤芍　生地　大黄

土木鱉各五錢　阿魏四錢[illegible]　輕粉四錢　槐枝　柳枝各一夕段　血竭餘五錢

乳香半　没藥五　東丹四十兩　麻油五觔

将藥入油熬枯濾渣每油一觔加丹六兩半夏秋再加半

海龍粉

海螵蛸　龍骨　血竭　乳香　没藥　赤石脂　紅粉霜各分

嫩石羔二分

共研成細末敷之生肌極効如要去腐每兩配紅粉霜三分貳五分如治下疳等瘡每兩配入一二分

潤肌散

當歸　生地　白芷各半　黄芷七半　麻油四兩

将油先熬数沸下蠟後下藥末用槐枝攪匀攤貼先以防

三十六

風荆芥苦參川柏川連二喬銀花甘草槐花綠荳粉各一錢
煎湯洗淨然其瘡後貼之

提瘡丹

水銀　硼砂　火硝　明礬　皂礬　食塩各分　硃砂錢
用瓦盆放前藥上合粗碗一隻塩泥封固炭火煉二炷香
先文後武冷定取出昇在粗碗上白米飯搗丸綠荳大硃
砂爲衣每用一丸放在瘡上棉帋封二三層一日夜急揭
起則核隨帋帶出

瘦核癧瘡立消膏

五臺頭草汁四五碗煎至數十滾用松香八兩收乾汁水麻油
四斤煎熬至滴水成珠用草麻子肉三斤千搥成膏要紅加銀珠
要綠加銅青要黃加雄黃

蛵蟾丹

螞蝗十条黄泥做成小管入螞蝗在内黄泥護之以鉄絲捆緊外

再以鹽泥封固炭火煅烟盡為度取出火毒研末各

蟾酥錢 熊胆八分 麝香五分 氷片三分

用飯為條插入痔管久者五六條近者二三條其管化膿

再用洗藥

洗藥

鴉臼樹根皮 枸杞根皮 槐花 五味子 水楊柳根鬚

瓦花 荔子草 黄栢

上藥煎湯先薫後洗再以十寶丹收口

十寶丹

龍骨八分 象皮七分 琥珀六分 血竭 黄丹各半 氷片四分

珍珠 牛黄各二分 乳香 没藥各錢三分

三十七

共为細末磁瓶收貯

飛龍奪命丹

蟾酥　乳香　没药各二钱　雄黃　銅綠各一钱　血竭　寒水石各钱

膽礬钱　輕粉　麝香各五分　海羊即蝸牛二十隻　天龍即蜈蚣一条炙黃去頭足

共为細末先將海羊連壳研如泥和前藥搗匀酒打麵糊为丸如綠荳大每服二丸用葱白三寸擂碎裹丸热酒送下以衣被覆之約人行五里之久再用热酒数盃以助藥力發出大汗初起者即消如不汗重者再服二丸汗出即效忌黃瓜茄子猪肉鷄鵝魚鮮及發風動氣之物又忌婦人洗換孤臭人不可近身凡疔毒切忌用風氣藥發散蓋疔聚則生散則死腐則生不腐則死凡疔毒發於頭面者切忌不可冷藥敷之逼热毒於喉間不能治

追毒丹

蟾酥　硇砂　輕粉　白丁香各一錢 蜈蚣酒炙一条 雄黃　硃砂

巴荳不去油各一錢

共研細末酒打麪糊為丸如麥大兩頭尖入於疔内取黃

化去疔頭膿用水澄膏貼之神效

水澄膏

將白芨末放在盞内用水澄膏之以紙塗貼則不傷好肉

疔毒刺法

疔生唇上在委中穴紫筋上用銀針刺出血對口疔在尾翠骨

上刺出血手足間有黃泡即起紅絲一條走入心腹悶亂不救

是名疔紅絲疔急視紅絲所到之處刺之擠出惡血再細嚼浮

萍草根敷之立效

三十八

紫脂膏

麻油四兩 淨花椒一錢 葱頭七個

三味同煎至葱焦脆去渣入色白松香二兩黃占六錢文火煎化去上面浮出滓煎至油面上有花紋急離火傾碗內加入好銀硃一兩攪勻收之待冷定將碗覆地上三日出火毒攤夾紙膏貼之只要一面刺孔每膏五日一換如痛者用甘草湯洗痒者花椒湯洗若貼一膏即流盡黃水者貼之五六膏而愈若貼至三膏方流盡黃水者須貼至二十膏而愈此治臁瘡久不愈之秘方也

紫金酒

一切風氣跌打損傷寒濕疝氣移傷定痛血滯氣凝此酒善通經絡沉痾久病無不獲效每飲三五杯立能止痛若預飲之跌

打扑不痛

官桂　乳香　沒藥　廣木香　鬧羊花　川芎毛各半

川芎　玄武　丹皮　五加皮　紫荆皮　台烏藥　鬱金各錢

共為粗末用好酒十觔懸胎煮三炷香分作十小瓶

集靈接骨丹

生地　當歸　大黄　刘寄奴　雄鼠屎各錢　鬧羊花　紅花

肉桂　川烏　草烏　大戟　莞花　甘草　五灵脂　山甲各錢

紫荆皮　地鱉虫各錢　血竭錢　甘遂半　野苧根两

用麻油四十两桐油二十两加桃桑槐枝煎至滴水成珠

丹收好加入乳香沒藥血竭阿魏各錢另用地鱉虫末錢

鬧羊花末半收貯

回生感應丹

三十九

此丹治跌打損傷金瘡狗咬虫蟄蛇毒虎傷麻油少許隔水燉化用鵝翎掃敷患處又用陳酒化服此丹並治男女傷力癆熱成癆破腹傷風婦人胎死腹中及癲癇傳屍癆瘵小兒急驚等症每服三分小兒七厘若無內傷瀉一次不必再服虛弱人孕婦忌服

藤黃　天竹黃　劉寄奴　紅芽大戟各一兩　血竭三錢　歸尾一兩半

兒茶一兩　明雄黃一兩　瓦楞子一兩醋煅　芒硝二兩　血珀一錢　乳香一錢去油

冰片卜　牛黃一錢　麝香一錢　水銀一錢

共研細末先將水銀用無鉛淨白粉卜研加入冰麝漸次加入藥末研勻用黃蠟四兩銅鍋鎔化為丸

還魂丹

自然銅五兩醋煅七次　遠年糞坑中丸片十兩醋煅七次　地龍五錢

土鱉用竹籮掛一日好酒浸炒去腹垢三兩　新出黄毛雞四隻去腹垢翎内炙乾連骨為末

胎骨　共研細末老酒每服三分至五分少壯者服木陳酒送

下忌食發氣之物此方能接骨續筋

華陀拔箭丹

蜣螂去殼一只　土狗三只　婦人髮炭少許

研如泥放患處微癢以手拔之自出矣

活命金瘡至寶膏

凡刀傷裂刺要害之處血涌如泉難忍者急將棉花蘸藥裹塞傷處孔内外用抿子挑藥攤貼傷處周圍用油紙裹之又以綢紮住以防進風如跌打損傷磕破頭額馬上跌撲或馬足踏傷或挺杖官刑肌肉盡去見骨惡血沖心暈絶急將此藥用抿子攤上立刻止痛疼毒化為淡紅水而愈

四十

大黃　龍骨　血竭　兒茶　乳香去油　沒藥去油　輕粉各錢
水銀　冰片各一錢　樟腦一錢　猩血　人參各三錢　牛黃五分　麝香錢
共研細末用麻油哭置銅杓內文武火煉用柳枝不住
手攪至滴水成珠第一次投大黃龍骨第二次投血竭兒
茶第三次投乳香沒藥第四次投水銀輕粉第五次投人參
樟腦每入藥片時將杓離火看老嫩冷定投牛黃猩血冰
片麝香攪勻淨瓶收貯不可泄氣

鼠灰散

陳石灰　大黃各六兩　童子髮煆　乳香　沒藥　蒲黃略炒各三錢
石灰與大黃末同炒至石灰紫色為度研細取出開眼小
鼠搗極爛和蒸再搗勻為餅布包懸掛陰乾如遇刀斧等
傷研末用韭汁拌敷之血立止

孫武散

蓽撥　南星　肉桂　半夏　乳香　沒藥　胡椒各錢

三七　蟾酥　川烏　草烏各錢　風茄子三錢　花蕊石二錢

丁香八分　麝香少許

共研細末磁瓶收貯此麻藥瘍科傷科俱用之敷在肉上

刀割針刺不知痛

治自刎斷喉

自刎乃迅速之症須急救遲則額汗冷氣絕初刎時用挖雞皮貼患處安穩枕臥或用絲線縫合刀口摻桃花散多些為要以棉紙四五層蓋刀口上以女人舊裹脚布周圍繞五六轉紮之頸項鬱而不直刀口方不開三日後急手解去前藥再用桃花散摻刀口仍急纏紮過數日方用生肌長肉大膏藥貼之

四十一

桃花散

石灰半升 大黄切片斤半 同炒至石灰變紅色爲度去大黄節 極細末取用

折指

蘇木研末敷斷指上外用蛋繭包縛數日如舊

傷目

眼如突出急揉進用猪油一觔當歸末赤石脂各少許摻肉片上貼之毒血出自愈

頭破骨損

蜜和葱搗爛厚封以蟹殼瓦煆研末用酒調服其骨自合有聲

臨杖預服方

自然銅醋煆七次 當歸酒洗 無名異洗去浮土 土鱉 地龍

蘇木　乳香　没藥各等分

共為細末煉蜜為丸如雞豆大每服三丸開水下

治杖法

初杖時即服童便紅花酒傷處用熱酒揉洗血淨用熱豆腐鋪上其氣如蒸豆腐〻〻須換數次或白蘆蔔煮熟半冷打爛敷上連換則不至杖癰傷命亦不至潰爛日久也

神效打板膏

乳香　没藥各去油二兩　輕粉　血竭各一錢　氷片三分　麝香一分

樟腦一錢　兒茶一錢　黃臘五錢　猪板油熬去渣二兩

共為末將油臘同化成膏貼患處治死血鬱結呃逆不食並治夾棍傷晝夜流出惡水自愈

預備夾棍法

四十二

乳香　沒藥各去油千　草麻仁炒　川烏　草烏各芊

共為末同肥皂二十個去核及内外筋膜同藥搗極爛在夾棍先一日做四餅敷兩拐骨過夜次日洗去任夾無妨

婦人裹足敷在足骨上過一夜次日洗去骨軟如棉

夾後末藥

人中白煅　自然銅煅各芊　乳香去油千　木耳燒灰芊　牛膝二千

共為末再用牛膝三五片煎酒調服

治櫻傷法

指上櫻過有凹痕用銀朱和酒磨濃依痕圈之自復

解毒蛇咬方

明雄黃　五靈脂　白芷　貝母各芊

共研細末每服千陳酒下即將此末用麻油調敷患處隅

一時再進一服立愈

解瘋狗咬方

番木鱉半枚切碎 班蝥去頭翅足酒洗七个若遇一夜者加一个 糯米一撮水润

右藥趂潮以慢火微炒至米黄色出赤烟為度分作兩服去斑蝥木鱉取米研末用冷水入麻油少許調下次日清辰服完本人頭頂心必有紅髮數根拔去之二便或白或紅惡物如狗頭者下出傷處用銀針刺出毒血(挑)小便洗淨麻油調雄黄少加麝香敷之如傷多日毒發其人但覺風大要帶帳頭躲避腸内有狗聲已至九死一生之候須大其製用番木鱉一個半斑蝥二十一個如前製法作三服送下後以川連甘草解之百日内不可聽鑼鼓聲近茄子終身不得食狗肉　瘋狗之形尾反舌吐黑色者是也宜急避之

四十三

黄花酒

烏梢蛇取淨肉好酒浸 人參 木香 川烏 川芎 白芷

花粉 麻黄 防風 天麻 辰砂 當歸 銀花各三才

白蒺藜 姜蚕 白蘚皮 連喬 蒼朮 荊芥 羌活 獨活各

皂角刺 萆薢各半 沉香才 兩頭尖 麝二分 核桃肉 紅棗各四

陳酒十五觔 火酒五觔 絹袋盛入壜中隔水煮三炷香取

出置泥地七日另煎蒼耳子膏每服一匕調酒飲數杯 江

應宿傳慈溪羅伯成治廣瘡并頑癬瘡疥積年不愈者俱

效

天丁驅毒丸

皂角刺斤 大黄 檳榔 川芎 牙皂 威灵仙 白丑各五

紫背浮萍草乾研末另

共研細末煉蜜為丸每服甘酒下服至大便黃(黑)是毒下出至黃(黛)轉色即止大麻風係湿热風毒所發有發生無發歛毀人肌骨最為惡症有五種不治一死血成瘡二骨死鼻斷三筋死筋脫四皮死麻木不仁五肉死刀割不痛

坐湯發汗

槐柳桃楮桑松六枝不拘多少分兩　苦参　防風　金銀花　鬧羊花　川芎　荊芥　地膚子　朴硝各兩　乾麻葉二觔

水煎入大盆內令病者坐於凳上用草薦圍住又用夾被圍項露出頭面待热氣薰蒸遍體汗出方去圍蓋之物遍身洗透拌乾擦藥重者五次輕者三次

擦藥

蛇床子　松香　檳榔　木鱉子(四半四)　雷公藤各二兩　大風子肉一兩

雄黃半 明礬四錢 砒半 用礬研末入太陽瓶煅去毒用

共為細末麻油調擦遍身着青衣褲蓋睡不可見風

消風丸

大風子肉四錢黑者勿用 蒼朮斤同風子肉煮爆開搗出泥清水洗搗如泥焙乾研細篩過

當歸斤 白芷 升麻 薄荷各斤 牛膝 白朮米泔浸一日壁土炒各斤半

共為末水法為丸每日早晚濃茶送下不許用棗子壓住

兼氣此方先須辨症加藥

面紅紫瘤係心經起加苦參四兩切開白色者佳米泔浸一夕去皮用蒼朮煎濃湯將苦參炒乾入湯拌勻炒乾

眉髮光禿係肺經起加蒺藜四錢

遍身如癬係脾經起加荊芥穗四錢

口眼歪斜係肝經起加胡麻四錢炒不見色為度

足底脫穿係腎經起加防風四兩去芦炒

除根藥酒

白當歸　川芎各二兩　鳳地　防風　荊芥　羌活　獨活

麻黄　桂枝　牛膝　杜仲　米仁　木瓜　白芷　蒺藜

山甲　全蝎　蟬退　姜蚕各二錢　川烏　草烏各一兩姜汁製七次

桑寄生一兩　陳酒浸煮時時服之

拔疔膏

猪膽二十個取汁　鮮姜五觔搗絞取汁調勻　白芷研細末畢　蟾酥

以磁器盛晒夜露四十九日用時挑塗疔上燥則潤之其

疔化膿自出忌食一切油膩

白薇煎

毒風中人肌膚流走刺痛俗名鬼箭打此方專行血絡通瘀逐

邪　山甲炙一錢　白薇一錢　澤蘭葉一錢　煎服

四十五

作小菜法

芥菜心不要落水六分乾每十觔用塩八兩醋三觔入鍋内熬滚待冷拌芥心内封固可久藏臨卧吃麻油拌食其味甚美

仁術録止後所録者亦是神效奇方

疥瘡一掃光

蛇床子　蕪荑　大楓子肉各錢　雄黄錢半　川椒各半　輕粉　樟粉各錢半　硫黄一錢　枯礬錢半

共爲末猪油搗擦

治瘋爛眼一切時眼如神

川連一錢　銅綠青　防風　生甘草各三分　胆礬一分五　杏仁七粒

用雪水二碗入藥以稻草燒滚即息火三次收貯磁内點洗

治目兩臉赤爛方

銅青　密陀僧　胆礬　各等分

研細末用人乳調塗碗内瓦片一仰置將碗覆上燃艾薰之乾則刮下再用人乳調塗如上法薰至黑色為度刮下研極細末人乳調敷燥則以乳潤之

治流注風毒方

王不留行　地丁草　蒲公英　金銀花

以上各五錢河水煎

當歸身　生芪　各四錢　生甘草　白芷　各三錢

此四味井水煎

山甲　土茯苓　乳香　没藥　各去油

此四味陳酒煎各煎至半碗去渣二汁共再煎服

戒鴉片方

猺桂研末冲 炙甘草 升麻各半 杜仲炒 炙黄芪 青糖各二錢
罌粟殼三錢 干姜 通草 胡麻略研各八分
服五帖漸減粟殼至不用為度再服

戒蠱毒方

凡中蠱毒但煮鷄卵一枚插銀釵於内并含之約一食頃取看如色黑即中蠱毒也解方

倍子二錢 硫黄半 甘草三寸半生半炙 丁香 木香 麝香各十文
輕粉三文 糯米二十粒 入小沙瓶内水煎候水面生皺皮為热濾去滓頓服令仰卧頭高枕覺有腹間有物冲心者三不可動若吐以桶盛之如魚鰾者乃是惡物吐罷飲茶一盞瀉亦無妨旋煮白粥補之忌生冷油膩酢醬十日後再服解

毒藥二方又經旬日平復

薰犬辟祟法

以猪頭血調雄黃塗犬鼻孔焚樟氷薰之見妖鬼則必逐而嚙

十轉聚金丹

錦紋大黃五斤切厚片

初轉用燒酒浸一宿入甑蒸三炷香時晒乾

二轉用生姜五斤搗汁拌匀蒸三炷香時晒乾

三轉用人乳二三觔拌匀過宿蒸三炷香時晒乾

四轉用桑白皮三觔煮取汁拌匀過宿蒸三炷香時晒乾

五轉用陳皮二觔煮取汁拌匀浸一夜蒸三炷香時晒乾

六轉用天冬三觔浸一宿搗爛取汁拌匀過宿蒸三炷香時晒乾

七轉用生地三觔以酒三觔浸一宿搗取汁拌匀過宿蒸三

八轉用桔梗三觔以水三觔浸一夜擣取汁拌匀過宿蒸三炷香時晒乾

九轉用淡竹瀝三觔拌匀過宿蒸三炷香時晒乾

十轉用薄荷一觔酒洗一層薄荷一層大黄重叠在甑内蒸三炷香時晒乾

研大黄為末飛麪糊為丸如豆大每用引臨卧時服

一疫火姜湯下

一火眼黄芩湯下

一胞腸飽悶萊菔子湯下

一腹内滯氣不開淡塩湯下

一赤白痢烏梅湯下

一大便不通川栢湯下

一頭痛川芎湯下

一眼目昏花菊花湯下

一胃氣疼痛艾醋湯下

一遍身痺痛木香湯下

一瘧疾淡姜湯下

一小便不通車前子湯下

回春至寶丹

銀硃一觔　黄丹飛盡炒燥二觔　桃柳桑槐棗枝各二十一寸　真麻油四觔

将銀硃入鍋文武火煎得油沫如五色雲霞為佳煎至白沫如珍珠花起為度過老則白氣散漫油老不能容受黄丹濾出銀硃将油入鍋乘温下丹微火煎用五樹枝紮成把不住手順攪至滴微黑色滴水成珠離火扇而攪之一烟盡再揉之用紅緞攤貼

一左癱右瘓貼肩井手腕膏肓尾閭跨骨窩鬼眼三里脚腕等穴每貼一月方换

一勞傷貼肺俞膏肓穴

一下元痿冷貼尾閭兩跨骨窩三里穴鬼眼穴

一男子遺精白濁貼臍左邊又腰眼穴孕婦忌

一女子赤白帶下貼臍右邊又腰眼穴孕婦忌

一婦人經水不調及經閉貼臍下及尾閭穴

一鶴膝風貼鬼眼穴

一跌打損傷風濕痛痺及積聚痞塊貼患處

一捧瘡未破夾棍傷者發時貼三換除根

一九種心痛貼背心及胃中脘

一腹痛脹滿貼患處以熨斗熨之

一無名腫毒癰疽發背疔瘡未成膿者即散忌貼潰後

一濕痰流注未破者貼一膏愈

一久瘧貼背心久痢貼關元穴一膏即愈

一大小人痄腮貼之立愈

虞并甫治暑泄法

并甫夢遊仙居視壁上有韻語藥方曰暑毒在脾濕氣在腳不瀉則痢不痢則瘧獨煉雄黃蒸餅和藥甘草作湯服之安樂別

瘧

作治癆蠱家大錯煉秘法用腰黄與硝石同研入礶器中慢火煎俱化爲水傾入盆中待凝研細此法亦仙人所傳謂捉得龍伏得雄也

煖宫丹

蛇床子四錢 肉桂 母丁香 杏仁 菟絲子 白芨

細辛 呉萸 薏苡仁 砂仁 牡蠣 川椒各一錢

共爲末煉蜜爲丸如蓮子大每用一丸入陰户内多時即化每日一丸藥完子宫温煖白帶自止然後交合必有孕矣

保産無憂散

當歸 川芎各一錢五分 川貝去心研，一錢 白芍一錢二分 菟絲餅一錢四分 黄芪八分蜜炙

荆芥穗八分 厚朴薑汁炒七分 只壳麩炒六分 羌活五分 甘草五分 艾七分

紅花七卜　如人虛加参

此方係呂純陽所傳治婦人小產為神奇方雖滑至八九胎服之亦能效懷孕後逢三六九日服一劑墜慣之月日服一劑能保此月不墜凡胎氣不安腹脹胎動腰痠腹痛甚至見紅連服二劑即安保胎去紅花臨産催生去艾分兩不可增減

保命勝金丹

南香附一斤第一次童便浸第二次酒浸第三次塩水浸第四次醋浸按春五夏三秋七冬十日收

人参　當歸　川芎　白芍　赤芍　白芷　延胡　遠志去心

白朮各五錢　桂心　茯苓　牡丹皮　川牛膝各五錢　藁本三錢

大熟地四兩酒洗蒸熟　白薇四兩去蘆　甘草七錢

以上十八味用陳酒浸晒為末

赤石脂　白石脂各戋　用米醋浸三日入火煅紅丹淬入醋內
如此七次焙乾為末和入藥內
滴乳香　明沒藥各戋　真琥珀　辰砂飛過各半
以上四味用陳酒細研成膏和入前藥內煉蜜杵丸如彈
子大金箔為衣磁礶封固聽用治女子血枯經閉崩漏赤
白帶下每服一丸用酒化下如經至腹痛服一丸下月即
不痛如行經前三日連服一丸必能成孕服後安臥衣被
蓋煖使汗出則通身暢快病自漸消

催生法

茉莉花　七朵乾藏者亦可入淨瓶內芝蔴一合炒黃井水一茶盃煎滾連芝蔴傾入瓶內蓋片時將水飲下即生

單雙喉　喉痧　鎖喉　纏喉

斑毛去売足糯米炒去米　乳香　沒藥　元參　全虫　血竭各六下

当门麝　大梅水各三分

如粗黄豆大按放喉外痛处外贴一膏俟三时辰起一泡

将泡挑破流出黄水即瘥

癲狗咬

用班毛七个糯米炒　上雄黄半

共研细末早辰白湯送下必要卧一長日

化春丸

真西黄　西麝　大全蝎各半　真珍珠　乳香　没药各钱

真琥珀钱　海石　贝母　月石　川鬱金各一钱　月月紅三个

猴膽　猫胞各一个　婦人加麗参一钱　仙居术钱　丹参一钱　延胡索钱

糊丸夏枯草湯下

人參再造丸

專治男婦中風中寒中痰中氣中濕中暑癲癇邪怪鬼魅神迷偏身麻木四肢不仁肩背腰膝疼痛口眼歪邪手足不遂行步艱難筋脈拘攣痰涎壅盛語言蹇澀眼目昏黑耳鳴項強背痛不能俯仰不論真中類中左癱右瘓一切風濕諸痺是皆頑痰逆於經絡以致氣血不能流通此丸能去風散寒火益氣養血舒筋骨逐痰活絡調元以上諸症新起者服之立效久病者每服之漸次見效

大人一丸小兒半丸隨症引用方列左

一治中寒中痰中濕中暑生姜湯下

一治中風口眼歪邪牙關緊急生姜湯下

一治卒然昏暈倒地痰壅諸塞不省人事姜汁竹瀝湯下

一治疝氣不順，廣木香磨汁沖湯服

一治腸紅疼痛，川芎白芷各三錢煎湯服

一治男婦腳氣，骨節疼痛，手足拘攣，紫白癜風，浸浴妙

一治夜夢鬼交，狐魅迷邪，灯心龍眼湯服

一治邪祟不安及山嵐瘴氣，柏梅研末開水服

一治小兒急驚風，薄荷湯送下半粒

人參 焙研末　　水安息 酒去揉研 四錢　　新蛇 去頭尾足三寸 及首 五錢　　肉桂 不見火研 八錢

蒼朮 半斤　　西黃 壹錢　　鹿脛骨 炙酥 八錢　　白蔻 八錢

黃芩 蜜炙 八錢　　桔梗 土炒 八錢　　降脂香 八錢　　全蝎 去頭尾足 米泔 八錢

沉香 八錢　　乳香 去油 八錢　　荷葉 八錢　　川連 酒炒 三錢

硃砂 八錢　　叩仁 不見火研 五錢　　冰片 二錢　　母丁香 五錢

扁柏 弍分
熟地 杵製 弍分
當歸 酒炒 弍分
首烏 料豆汁拌蒸九次 弍分

木香 不見火 半
製香附 去皮毛炒 弍分
防風 酒炒 分
北細辛 分

羌活 酒炒 弍分
青皮 麩炒 分
赤芍 炒 分
茯苓 炒 弍分

[illegible]炙 半
麻黃 炒 弍分
白芷 炒 弍分
烏藥 酒炒 分

川附片 弍分
川芎 酒炒 弍分
二秋尖 弍分
大黃 酒浸炒 弍分

姜蚕 洗炒 弍分
粉萆薢 炒 弍分
桑寄生 烘干 弍分生
元胡 酒炒 弍分

天竹黃 分
威靈仙 酒炒 弍分生
潞黨參 炒 弍分
甘草 炙 三分

葛根 炒 弍分生
明天麻 炒 弍分
煨姜 分
紅花 酒浸烘干 分

犀角 用尖 分
蘆根 生矣 分
地龍 炙干 分
白叩仁 弍分

片姜黃 炒 弍分
川山甲 前脚四足炙用生 麻油浸炙焦 弍分

右藥照依方法製煉白蜜為丸金箔為衣弱胃[illegible]
每圓以先送氣

神效痢疾應散方

黃連（炒）一錢　白朮（炒）錢　木香（研）半

山查（炒）三錢　神曲（陳炒）半　砂仁（炒）半

蒼朮（炒）一錢　當歸（酒炒）二錢　厚朴（姜汁）錢

肉叩（麵包煨熟）半　麥芽（炒）錢

右藥共為細末，大人每服五分，小兒每服分，輕者一服即愈，重者再二三服必愈。

白痢砂糖湯下，紅痢蜜糖湯送下，水瀉米湯下。服後忌生冷魚腥油膩之

物。如身懷向服，孕婦火體服散者，用金銀花煎湯水服之亦愈。

左脉沉细，右手关部较大，舌上无苔，素劳胃络，发痰红屡出，先宜和胃消瘀

鲜白茅根　大小蓟　参三七
新绛屑　茜草　扁柏炭
侧柏炭　生白芍　[illegible]
墨汁　[illegible]
山茶花　加藕节

鄭杏林軒經驗良方一卷

〔清〕鄭杏林撰
清抄本

鄭杏林軒經驗良方一卷

本書爲中醫方書類著作。鄭杏林撰。成書於清宣統三年（一九一一）。本書收集鄭杏林臨證經驗良方，内容主要爲中醫傷科以及外科驗方，如跌打、外傷、出血、燒傷等藥方，以及治療痰火、陰痰、痰注等外科病證的藥方。本書實用精簡，可資借鑒。

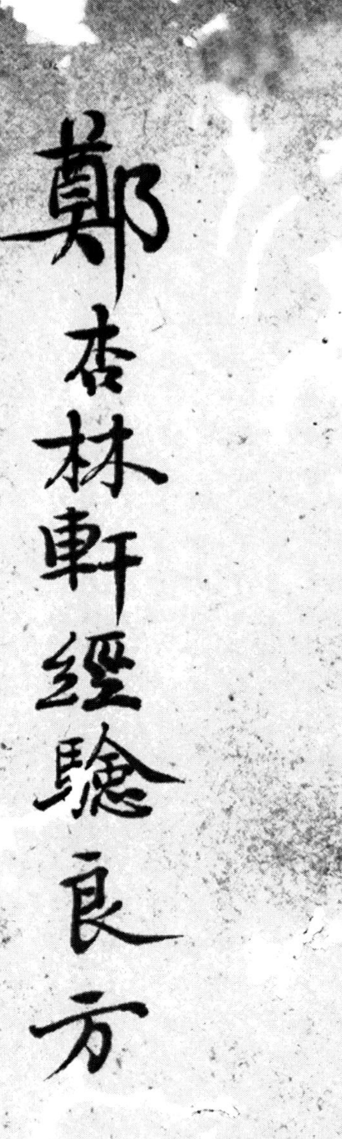

鄭杏林軒經驗良方

廣東省

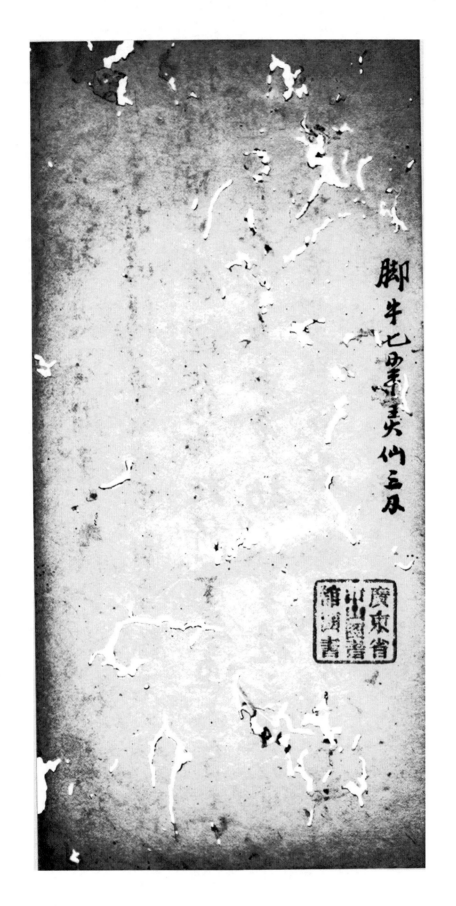

余友岳山鄭君杏林。素負奇才。伏蘭鏡湖。往來於岐陽華石之間。訪友輒不覊。性倜儻。閒中飲酒。發為狂詩。蓋適志自喜也。通醫科。下手輒多效。人爭視之。此篇因得其所授。實其所守不外此也。然以以以。亦足寶貴矣。爰亟付鈔胥。并序數言云。

刀傷頭面身手脚用

党參三钱 熟地三钱 酒芍一钱半

茯神三钱 白术弍钱 炙草钱

当归三钱 此七件為主

芎 北芪 續斷 羌活

煥 銀花 桑寄 獨活

刀傷头面加京子弍钱 白芷弍钱

防風弍钱 藁本一钱半 山甲一钱半

羌炭钱

刀傷身加防風 京子

手加桔梗 桂枝

脚加牛七 木瓜

但第壹食行藥用藥散

天麻弍分 牙皂一条 細辛弍分 硃砂分 川射香分 珍珠末分

共為細末開藥行調服

刀傷散

川芎三分　紅花四分　乳香三分　銀硃三分　洋參分　沒藥三分

龍骨弍分　甫黃三分　生大黃三分　黃丹兩　鉛粉三分　白芷弍分

白芨三分　象皮兩　炉甘石分　共为細末加二梅片叁分

用生油調煮　每兩油蜜蠟三分為膏　或加田七末五分

但刀傷之筋雖埋口要用藥化開之筋方可得埋口用白降

或跌打吊氣用

蘇子三分　桃仁三分　蘇木三分　春砂仁花分

跌打方

紅花錢　元胡二錢　川金錢　歸身錢　川芎錢　烏付錢
木香錢　生地三錢　三稜錢　莪朮錢　只殼錢　朴牙錢
田七末錢冲服　跌打傷空前加台烏錢　桔梗錢
打傷左便入肝加沉香錢　打傷右便入肺加白芨錢
打傷背膂加入碎補錢　續斷錢　打傷腰部加入杜仲三錢
打傷頭面加入藁本　白芷　防風　本錢　打傷腳牛七錢　靈仙三錢
吊換跌打藥　乳香　梔子　沒藥　甫黃　星叉　泥尖

跌打損爛破傷閉口方

海磦硝三錢　寒水石三錢　生石羔三錢　黄柏三錢　石灰五分

生大黄五錢　甫黄弍錢　乳香三分　末藥三錢　田七錢

血竭錢　兒茶掌　白芷三錢　輕粉三分　佗生三錢

黄丹三錢　銀硃弍錢　紅花刃　桃子刃　甘草三錢

白飯三錢　共為細末用猪油或膏敷之此方之藥入去腐肉生肌

安魂定魄

砂仁拌生地三錢　川芎弍錢　防風弍錢　白芷弍錢　羌活弍錢

京子參八分 棗仁二錢 當歸四錢 茯神三錢 鉤行二錢
遠智肉半 甘艸

又敷方

天麻三分 牙皂壹條 姜虫壹條 細辛八分 共研末加門麝八分
臨研敷

敷腫傷口外

枝子五錢 紅花五錢 甫黃三錢 生大黃八分 姜黃四錢 歸尾三錢
防風三錢 細辛三錢 京芥三錢 生蒼术三錢 乳香三錢 末藥三錢
生南星三錢 生草烏三錢 生半夏三錢
共為細末用面粉燒料加水煮成膏
除入生肉粉翻敷於同此藥便破腫

跌打散

續斷五錢 紀卷刃 歸身五錢 元胡五錢 乙金五錢 言銅五錢 名異五錢

碎補三錢 吳芝刃 枳子三錢 川芎研

又方

生南星三錢 生川烏三錢 末藥三錢 生半夏三錢 乳香三錢

共為細末用酒煮致膏每刃藥末加麵粉二三錢

又水藥食方

當歸二錢 白芍一錢 生地三錢 連喬一錢 蒲黃一錢 白芷一錢

木鱉子 草乌二钱 乳香钱 没药钱 蘇木三钱 田七末钱

灵仙二钱 此膏吊上部 脚加牛七钱 木瓜钱 手加桂枝钱 桔梗二钱

净水煎服

一洗方 切不可食

生川乌头 生南星头 生半夏头 生[illegible] 生乳香 生没药

生蒼术 各二钱

红花 归尾 灵芝 桂枝 川芎 细辛 祁艾

泽蘭 大黄 碎補 續斷 生地 各二钱 共煲料酒洗患處

跌打傷小便不通

赤茯三钱 朱苓钱半 三棱一钱 灵仙钱半 車前一钱 木通钱半

硝石三钱 枝子钱半 澤瀉一钱 茵陳一钱 石葦一钱 通海钱半

益智仁一钱 加葦竹七条 燈心廿条為引

或小便流血加入 黑枝子一钱 黑地千一钱 藕節三钱

黑蒲黄一钱 茅根三钱 石葦三分

跌打通大便方

生地三钱 归身钱半 三棱三钱 莪术二钱 桃仁三钱 元胡三钱

乙金弍錢 生付弍錢 正羌八分 川朴錢 良薑八分 火麻仁錢

若服此無大便出

或大便秘結不通

長卷錢 火麻仁四錢 黑丑錢 番瀉葉三錢 秦艽三錢 吳三錢

大檳殼 桃仁三錢 全蒌根

打傷心坎之下吊氣 速氣

元胡錢 乙金錢 蘇子三錢 陳皮錢 白芍三錢 青皮錢

丸 荳蔻肉四粒 沖下 桔梗弍錢 春砂花錢 紅花錢 佛手錢 海螵蛸三錢

煎服或有心驚加辰砂研分冲服

跌打久傷之氣門氣用及下

紫菀一錢　桔梗八分　赤茯苓一錢　青紅一錢　春砂花八分　葛花八分

川貝一錢　蘇梗一錢　橘紅八分　陳皮一錢　蘇子八分　南杏仁三分

白前一錢　竹茹一錢　海浮石八分　共爲細末米糊爲丸大人食三錢小兒錢少久服數次

藥散方

赤小豆一兩　生薏米一兩　陳皮二錢　山萸三錢　橘紅二錢　桂枝二錢
蘇子二錢　蘇葉二錢　炒薏仁一兩　春砂仁七分　赤苓二錢
共爲末每服叁錢　用米飲壹碗
開燉滾食之糖不用

跌打丸方

三稜　赤芍　然銅　蘇木　乳香　大黃　川芎　牛七
土別　川朴子　末藥　香付　川金　沉香　木香　丹皮
元胡　台烏　蒲黃　歸身　靈脂　紅花　各異　血竭
桂枝　以上各五錢　加田七一兩　共研末　老蜜煉丸每個二錢

日久打傷吐血方

扁白三錢 藕節壹錢 桔梗一錢 川芎一錢 元胡一錢 川金一錢

生付一錢 桃仁錢 黑孽三錢 歸首一錢 歸髮錢 黑蒲黃錢

淨水煎服 加田七炭末冲服 或加黑地干錢

凡打着者瘀血攻心不知痛脹者沸心不醫手足亂動者乃係死症必不治也

凡服受傷先服止痛散

乳香一錢 沒藥一錢 大黃七分（酒洗） 朴硝七分 血竭一錢 共為細末 每服三錢 好酒服

後服墜血明目湯用之又後服除風湯下之又服養逐精湯

五味子錢 細辛錢半 車前錢半 生地錢半 防風錢半 決明錢半

淨水煎服

羚羊角飲

羚羊 防風 夫子 黃芩 車前 元參 生軍

淨水煎服

涼血散

生地三錢 當歸錢半 膽草錢半 黃芩錢 枸杞錢

梔子三錢 連喬二錢 赤芍二錢 甘草錢 絲瓜錢半
蒼朮三錢 淨竹煎服

瀉鹽飲
生地三錢 天冬錢半 知母錢半 石決錢半 川連二錢 桔梗二錢
元參二錢 黃芩二錢 牛蒡子錢半 車前二錢 重菖二錢 防風錢半
淨竹煎服

瀉肝飲
生地三錢 元胡二錢 川連錢半 知母錢半 黃芩錢半 桔梗二錢

芒硝五分　菊花八分　川芎八分　淨竹茹

腎　醫通明目飲

夫子　生地　車前　石决　桔梗　白芍　川連

細辛　淨竹茹一錢

引　傷鼻中流血不止或神氣昏迷牙齒損傷或

腫痛者宜用行氣祛風用主

生地三錢　京子錢半　川芎八分　白芷五分　羌活八分　防風八分

前胡錢　藁本八分　升麻一錢　北辛八分　桔梗八分　川朴八分

淨奶並服

塞鼻孔止血用

丁香叁錢　烏梅五個　草烏三錢　歸身三錢　三柰三錢　乳香五錢

沒藥五錢　皂角貳錢　川麝香壹分　硃砂叁分

共爲細末用棉花包寔是藥末塞鼻孔血止

火燒傷解火毒食方

一八先五
公犀角畢。　元參三錢　麥冬三錢　川連五錢　連翹畢　花粉[illegible]

黃柏四錢　知母五錢　桑白皮　干葛四錢　白芍五錢　牛子三錢

長花瘡　甘草兩　天冬三兩

淨的前邊氣重傷者加牛黃三分　血珀三分　珍珠三分　硃砂三分　共為細末用藥的食更第二次

除西角加元胡一錢大三次除天冬加桂枝南黃後用人參生津配其丸

藥自去矣又加遠智

又方

用鄧之花加白薑擂爛敷之若大傷生飢者敷藥甚多向牙

不挺者用斑魚煲酒食之必效

火燒傷用藥敷

黃柏末　大黃末　姜黃末　血竭末　寒水石末

大枚患參分　生石羔末　共為細末用大黃 梔子 生地 黃柏 俱以水開藥散敷之

戥干審味好　但換藥用排筆一支　將藥水洗淨後敷之便宜也

又火燒傷用方

土茯苓研末摻之

又方用

水蓋瘡　海螵蛸末　共擂爛敷之

痰水傳方用綠豆不要皮研末 黄栢 姜汁入搗爛一處敷之或有膿則用葱煲水洗之

白糖

火燒傳方

姜汁搗爛調白糖搽便合

痰火食方

乾葛一錢 生地二錢 黄芩一錢 黄柏八分 浙貝二錢 昆布三錢

海草二錢 秦艽二錢 川地骨三錢 元參八分 花粉二錢 知母三錢

白芍二錢 另包桑枝三兩 另包桃根三兩 淨水三碗 五更時候心燒加入 柴胡三分 鱉甲三錢 金釵一錢另包先煎

桑枝膏

干葛錢 元參三錢 生薏米兩 黃芩四錢 白芍錢 川石斛錢

生地兩 靈仙錢 青蒿錢 羌活錢 桑枝兩 茅根三兩

痰多加白芨 熱南星錢 若無火加北龍根 過江龍

濕多加土茯苓壹個 茅根 桑枝 二味 先滾去渣後加蜂蜜 再滾至鍾壹碗

窒土食壹碗

痰火敷藥

淅貝錢 生南星錢 生半夏錢 南黃錢 生川烏錢 白芷錢

白芍錢半　紅花半　桃仁錢半　黄柏一錢　黄芩錢半　良花錢半

生牟錢　丹皮錢半　梔子錢半　甘草細末用　生地　昆布　生牛膝　枯炒　海藻　丹皮

傒水加西秈米蔘糖　炒胃　重症加田七　川射干　榛肉　底冬　數在西

瘰火數藥方

川連　生大黄　蒲黄　梔子　黄柏　白九　白芍

紅花　淅貝　丹皮　良花　各一錢

甘草細末加生南星　生川烏　生半下　各一錢二錢　地芦　白芨　傒水合　斑鳩飯　芨　傒合

敷用　傒芨敷用飯飲調勻　常敷之

或用牛旁 海草 昆布 煨灰研爛敷

或加煙葉搗爛連藥末一齊煮成膏

痰火敗功浸藥酒方 此方補氣血寬根化痰退用

川芎弍錢 生黃耆 海草弍錢 茯苓三錢 歸身弍錢 炙炒錢

生附錢半 製蒼朮錢半 羗活三錢 製南星弍錢 淅貝弍錢 白芍弍錢

獨活弍錢 牛七三錢 白芷錢半 黃柏弍錢 續斷弍錢 木瓜弍錢

潞黨三錢 白朮錢 紅花錢 昆鄉弍錢 京者錢半 熟地三錢

防風錢半 茄根弍錢 用料四斤腳中有痰注合用

痰火膏藥另加 昆布二錢 海藻二錢

生川烏二錢 生半夏二錢 生牛膝二錢 白芍一錢 丹皮一錢

生南星二錢 黃柏半斤 川連一錢 銀花一錢

煮生油八兩煮老去渣入水油沏飛丹四兩一齊滾透

然後至目黑色另加下藥末

白及三錢 浙貝二錢 蒲黃二錢 白斂二錢 黃白二錢

大黃二錢 白芍二錢 生半夏二錢 生川烏二錢 南星二錢 共為細末加入調勻為膏

陰痰方

蒲黃貳錢　生蒼朮貳錢　浙貝叁錢　雄黃錢

白歛貳錢　紅花貳錢　青蒿貳錢　生川烏錢

梔子貳錢　白芷叁錢　生半夏叁錢　生南星叁錢

細辛貳錢　共為細末用料酒煮成膏面敷

痰注敷方

石菖蒲錢　生地三錢　生南星貳錢　姜黃錢

紅花五錢　生半夏錢　梔子貳錢　文黃五錢

驗方集要不分卷

不著撰者

清抄本

驗方集要不分卷

本書爲中醫方書類著作。不著撰者。考察書中内容，主要抄録名著或驗方中方劑并按陰陽虚實略爲條次而成，引用書籍有《脾胃論》《醫宗金鑒》等，尤其是前幾篇陰疽陽癰諸論，引自《外科證治全生集》，正如著者所言，『雖不能業醫以救世，常欲傳方以救人』，故書内不乏民間驗方。

序

醫之一藝專門名家者世不乏人大抵皆以救世為心也予少業儒至弱冠染病延纏至今半生精力消於病魔欲業儒而不得欲業医則又不能盖自救不遑奚暇救人哉然雖不能業医以救世常欲傳方以救人聞人有經驗良方輒訪求鈔錄稍試之皆應效如響行之已久故同人秘密奇方皆樂傳於予遂各著其姓名顏之曰驗方集要因思症有陰陽之各别病有虛實之不同雖有良方恐用之者或不分陰陽不審虛實則非徒無益而又害之矣族叔榮達為陰陽虛實辨既審且詳爰以冠諸篇首并訪集諸方皆為叅校其方有不可傳者删除之其有可分陰陽虛

實者悉著之蓋辨則總其大要而方則分其餘緒也如耳目口鼻手足身体各部某病則載某部某病則需某藥俾閱者一一與書相符然後取用庶幾經驗者無往不驗而予欲救人者或不致悞人也第耳目有限所輯無幾迩年來問方者甚夥予猶恨錄有未備而又未敢秘而自私遂捐資付梓倉卒因成倘仁人君子有願傳良方補是書所未備者俟續行補刊以廣救世則幸甚

驗方集要目錄

腫　冲天發軟癤癰　癩梨頭　天泡瘡
頭瘡潰爛　腦後發漏腮發　羊瘡　下巴瘡
落　白癜風　断掌風　紫白癜風　膿耳　耳出
膿血　耳聾　耳内生花　耳後發　赤眼風熱眼
眼菜百效　弦風眼　眼生翳　磨障眼菜　痘
後生翳　目常欲閉　目胬肉　目珠夜痛　暮不
見物　眼膛癤漏　白睛胬肉　眼内起星　鉄屎
入目　打傷眼睛　鼻血　鼻笋　鼻中瘜肉　鼻
疳　翻唇痛　口舌瘡喉痛牙痛　口瘡口疳并喉
痛　口臭　鵝口白　小兒撮嘴風臍風固齒　蛀
痛　虫蛀　寒蛀痛　突然齒長　牙縫出血　牙
疳牙癰　骨槽風　舌脹大　小兒重舌　舌上出

血　膈噎　咽喉寒熱二方　喉中結塊　纏喉風
鎖喉風　喉痺乳蛾　瘰癧十四症十六方　擔肩
瘡　手痛麻木　手指腫痛鵝掌風掌癬　螃蠏丫
蛇頭指　雞爪風　蛀癬風　脇龜　九種心痛
胃氣痛　氣痛腹痛　氣痛腹痛丸　婦人氣痛
肺癰　乳癰五方　乳岩　乳頭生瘡　乳少或
無乳　乳汁自流　乳汁大多　肚急痛　寒肚痛
热肚痛　腹内龜病　腹脹身腫　黄腫水脹　水
濕腫脹　蠱脹　氣蠱氣脹痞積脹　食積　絞腸
痧　小肚側硬　小兒臍風　臍内出血　腎虛腰
痛　寒濕腰痛　扭損腰痛　纏腰飛蛇　背發背
癰背發色白　夢遺六方　玉莖不痿精流〻〻

小便遺精　流精　小兒遺尿　小便出血、作
小便閉　大小便閉　年老小便閉　小便淋濁熱
淋血淋尿血勞淋　腎子偏墜　腎氣寒痛熱痛濕
痛　縮陽縮陰　脱陰　龜頭腫痛　陽物瘡　腎
囊風　腎子爛出　梅瘡已愈未愈並生子不育梅
瘡悞服輕粉悞熏水銀銀硃水粉致筋骨痛或潰爛
成癰痔漏癱瘓　楊梅結毒　梅瘡　魚口便毒五
方　懸癰三方　婦人紅白崩帶四方　婦人血淋
婦人出子袋　催生　難産逆生　胎死並胎衣
不下五方　産後血氣痛血塊痛腹痛　婦人陰吹
陰癢　跌打傷胎　婦人交媾血出不止　幼女被
姦血流不止　糞從小便出　産後損尿胞　大便

閉結　糞前糞後下血　休息痢久年下血　暑天
水泄　濕泄暑泄　脾虛濕泄　上嘔下泄　天乾
地漏七方　寒泄熱泄水泄　吐泄不止　脱肛
出腸痔　五痔下血　熱血痔　痔瘡下虫　外痔
蝴花痔　痔漏成管　老鼠緣糞門　糞門瘡　糞
門暴腫　小兒大便下虫　大小腸癰　臀癰腿珠
臂褰出血　手足逆冷　手冷足溫　手熱足冷
筋骨痛　鶴膝風　脚氣痛　風濕脚腫痛　手
足風損並側脚損賊風腫　脚氣冲心　脚腫並一
切腫　臁瘡四方　石壓脚底痛　脚氣成漏流水
脚椏爛　側脚損　脚肚生瘡成漏　螺絲癸
鬼箭射傷　凍脚　凍脚裂拆開皺　脚轉筋痛

大汗不止　寒風礴熱風礴　滿身風礴　天乾
漏　慢驚　濕症　身体痺痛　手足腫痛　半身
不遂　酒黃痧　熱多寒少瘧疾　寒多熱少瘧疾
截瘧丸　痺症　痿症　吐血鼻血五方　童子
癆　傳尸癆　消渴虫症　蚘從口出　蚘厥症
蚘咬心痛　回食症　偶食翻胃五方　癲狂癇三
症　惡核　石疽　貼骨疽　流注　流痰痰核
走氣流痰貼骨流痰三方　多骨疽二方　掌中疽
陰疽流痰未潰已潰二方　流痰成管　陰疽寒
痰回陽散方　紅腫癰毒初起已潰三方　軟癤癰
瘰癧痰癧五方　心漏　背疽　穿掌毒　腸癰
脚氣腫痛　脚爛流水　許真君陽和二陳湯

陽和湯　保元湯　十全大補湯　千金內托散
醒消丸　犀黃丸　洞天救苦丹　大棗丸　代刀
散　海浮散　中風不語　偏頭風　鵝掌風　冷
骨風　閃腰挫氣　筋骨痛　痛風走注風濕風痰
痛手足不遂肢節痛語言蹇澁　筋骨痛遍身風痛
跌打老損風痛　寒痰注膝　手足老損痛　脚
灣筋痛　水濕脚痛六方　痛瘡廿三方　丹毒
蟻子丹赤丹如疥　痘疹後目內生翳二方　青盲
眼　眼生倒毛　雞盲眼　癧癩白禿　纏頸蛇
纏腰蛇　魚鱗痣　牛皮癬二方　似癬非癬　遍
身風痒瘡疥　頭皮蛆出　翻花瘡　諸瘡胬肉
疥癬　痘疹黑陷　合口生肌　瘡不收口　肉爛

生蛆　黄泡瘡　跌打刀鎗卅四方　杖傷　中藥
箭　竹木鉄釘刺傷　竹篾刺　銃子傷　箭鏃鉛
彈傷　湯火傷四方　人咬傷　虎犬傷　瘋犬毒
蛇咬　癲狗咬五方　常犬咬　馬咬　猪咬　猫
咬　鼠咬　蛇咬五方　蛇蝎螫傷二方　蜈蚣咬
蜘蛛咬　蜂螫咬傷　解砒霜毒五方　中水銀
毒　解水粉解水莽草毒　鴉片毒　附子毒　豆
巴豆毒　斑蝥毒　蛇毒　蜈蚣毒　六畜肉毒
山菌毒　燒酒毒　悞食桐油　悞食頭髮　悞吞
銅鉄金銀　悞吞木屑　悞吞針　悞吞螞蝗　諸
骨哽喉　魚骨刺喉　烟竿傷喉　悞吞竹刺　咽
喉疼　喉蛾　喉癬喉癀喉癰　穀芒刺喉　救自

繿　救弱死凍死餓死　救五絶　中風中暑中氣
中惡霍乱　救卒死　痢症八方　痢症丸　萬應
丸　正氣丸　消暑丸　痧丸　痧菜四方　急驚
丸　天保采微丸　小兒体虛傷風　慢驚四方
小兒燥症　回春丸　補遺嗃鼻散　洗風热眼紅腫
痒痛　吐血下血口鼻出血三方　霍乱吐瀉　欲
吐不吐欲泄不泄　婦人癆瘵　瘰癧二方　乳癰
催生並胎衣不下　產後肚痛　便毒懸癰腎漏
內痔生痛　出腸痔　除風湎　破腦傷刀斧傷
金鎗合口止補血二方　打傷氣門　寒痰々核痰
塊走痰　風損膏　拔毒膏　猫病大病　犬瘟
犬被毒　猪病痧閉　猪瘟　牛瘟

陰陽虛實辨

夫病有陰陽虛實寓爲辨之不悉未有不實〻之虛〻攻邪失正而遺人夭殃者故凡醫之臨症能剖悉陰陽則表裏寒熱虛實瞭如指掌然不得其法無從分認惟舒馳遠先生有十六字訣辨悉陰陽最爲明透無論男婦老幼内外雜症皆當以此辨之其法謂何曰目瞑倦卧聲低息短少氣懶言身重惡寒者爲陰症爲虛爲寒爲足不張目不眠聲音响亮口臭氣粗身輕惡熱者爲陽症爲實爲熱爲有餘凡辨諸症總不外此陰陽各十六字更有陰陽疑似之間尤當加察陰症似陽者外雖熱而中則寒故口乾渴而喜熱飲或舌胎燥而惡冷湯或雖飲冷而所用不多或芒

刺滿口而不渴或舌胎黄黑而不滑或虛狂起倒而禁之則止或蚊跡蚤班而淺紅細碎或身雖大熱而中則静或語雖譫妄而聲則微或戴陽而面赤炎炎或身熱而惡寒洒洒或小水多利或大便不結或唇雖燥裂而鼻氣口氣則寒或身雖大熱而舌尖鼻尖皆冷或脉雖洪大而按之無力無神此皆陽浮於外即陰盛格陽也陽症似陰者外雖寒而内則熱或脉數而有力或脉沉而鼓擊或大渴飲冷而不厭或痞滿燥實而閉結或協熱下利而小便赤濇或通身氷冷而口氣壯熱此皆熱伏於内即陽盛格陰也合色脉症三者而參之但有一處屬虛即當顧慮其虛而兼治其實所謂先固生氣以禦病氣也故脉虛症實

當從脉之虚不當從症之實脉實症虚當從症之虚不當從脉之實良以實有假而虚無假也此辨虚實之法有如此他如多言者為陽無聲者為陰喜明者為陽欲暗者為陰陽微者不能呼陰微者不能吸陽病者不能俯其身張揚陰病者不能仰其身拳曲以痛而言則喜按者為虚拒按者為實痛甚而堅一定不移者為實綿綿而痛流走無定者為虚若夫外科則驟發而焮腫赤痛者為陽為癰為實熱徐來而皮色不変漫腫無頭或麻癢不痛頑硬如石者為陰為疽為虚寒陰陽虚實既明則温涼補瀉不悞於以治療無不絲絲入扣應手奏功此辨陰陽虚实之大畧在精医者固無不知之然世不尽医士也予故敬録

與當世諸公共商之

陰疽論名

夫陰疽之症皆皮色不變然有腫有不腫者有痛有不痛者有堅硬難移者有柔軟如綿者有初黑一點從黑延至數寸而軟者不可不為之辨夫腫而不堅痛而難忍者流注也腫而堅硬微痛者鶴膝橫痃也附骨隱痛而微腫者貼骨骨槽也連皮白腫或硬或軟而不痛者寒痰塊也或痛而腫或不腫而痛骨骱麻木手足不仁者風濕也堅硬有核而不礙皮初起不痛者瘰癧乳巖也不痛而堅形大如拳者惡核失營也不痛不堅軟而漸大者癭瘤也不痛而堅如金石形大于升斗者石疽也此等症候尽屬陰寒無論平

塌大小毒發五臟皆曰陰疽如初起疼痛者易消重按不痛而堅者毒根深固即消亦不易治之之法詳活人外科集此其崖畧耳

陽癰治法

凡患色紅腫疼痛根盤寸餘者是癰毒發三四日尚未成膿外貼萬應膏内服醒消丸陳酒送三錢即止痛再服即消若頂軟成膿貼以咬頭膏再加代刀散三錢酒服即破或以利刀刺破分許内服托裏散外以三仙丹條插入孔内自愈

陰疽治法

初起潤大平塌根盤散漫不腫不痛色不明亮此疽中最險之症無論已潰未潰倘悮服寒涼其色变如

朽猪肝毒攻内腑神昏即死夫色不明而散漫者乃氣血兩虛也不痛而平塌者毒痰凝結也治之之法非麻黄不能開其腠裏非肉桂炮姜不能解其凝結此三味酷暑不能缺一也腠裏一開凝結一解氣血能行行則凝結之毒隨消矣

凡腫毒無論頭項胸腹腰背治法務辨其色初起未潰當觀現在之形已潰潰久須問初起之色初起色紅而黑者癰也宜用醒消丸敗毒湯倘潰即用千金内托散初起色白者疽也始用二陳湯加薄桂炮姜麻黄接服陽和湯自消

凡癰疽潰後不宜早進炙芪炙草蓋炙芪止補氣不能托毒炙草止補中不能解毒倘毒氣未尽悞投炙

芪炙草或用保元十全等湯反致毒得補助攻入內腑惟用生芪草生以托解醒消等丸以止痛則散毒腫退色轉紅活若体虛年老者參芪草不妨生炙並用也（凡疽初起即將平塌切不宜托托則成功總宜以陽和湯消之）

毒氣攻心皆悞服降藥以致神昏嘔吐急用護心散

菉豆粉（兩） 汝香沒藥（五分） 灯芯灰（三分） 研末生甘草（兩）煎水調前藥末服 後服千金內托散体寒者或服芪附理中以回其陽

驗方集要

大頭症（頭腫） 黃芩黃連牛子元參甘草桔梗升麻柴胡馬勃連名羌蚕薄荷藍根水煎服便閉加大黃

破腦傷風 荊芥黃蠟魚鰾（炒各五分） 艾葉（三片） 好酒偶湯

燉一炷香久熱飲汗出立愈百日忌食雞肉
偏正頭風　內紅消一兩　白芷三錢　天麻錢　北羌　荊芥各錢半
水煎服又方鈎藤根野煙根劍鋒藤根各三錢燉酒服
飛陽紅腫　生黃柏擂燒酒搽又方馬金子擂燒酒塗
飛陽白腫　白面風燉肉服
冲天發並軟癤癰　石羔炒紅加三黃散調細茶敷
軟癤癰　馬金子燒存性研末調泉水塗
癩梨頭　水銀五錢　黑鉛五錢燒化入水銀缽內擂末　取炙酒瓶上糠油
渣青礬五棓子各三錢共末先用茶油煎雞蛋取油塗
頭少時即將前藥攪患處
天泡瘡　老屋茅茅稈煎水塗或用六一散調泉水塗
血箭瘡　刀刮錫器片帖之或用銀簪燒紅烙之

頭疮潰爛流水及遍身爛　髮灰　熟石羔各五分　枯凡二分

陀僧　黃丹各三分　氷片一分　共末調茶油塗

腦後發　活鯽魚一只　篦髮垢和沙糖搗爛敷

漏腮發　墨莧搗爛敷

羊鬚疮　舊棉絮胎燒灰調麻油搽

下巴頦落　口含烏梅即上

白癜風並斷掌風通身起厚白皮　白芷　土茯苓各五分　白蘚皮　姜虫姜汁炒　蝟皮焦炒　虫退各三分　甲珠　北丰　蛇退燒研　荊芥各二分　甘草分　水煎服外用陀僧薄葉松香共末調蒸出臘肉油搽愈後單服製首烏李芳達傳

紫癜風白癜風　苍耳两　北丰三分　生芪三两　共末每日用米湯送下三錢

膿耳　枯礬龍骨陀僧各二錢 胭脂七分燒灰 上片一分 研末用紙拭去膿吹

耳出膿血　蒲黄炒黑研末吹

耳聾　細辛一錢 將黄臘溶化為丸以綿裹塞耳

耳内生花突出　鴉胆子去壳研末摻上先刷破

耳後發　色白者服陽和二陳湯色紅者服醒消丸

時行赤眼　皮硝桑皮烏枚紅花全煎水洗

風熱眼　沙蒺藜薄荷草決明白菊各一錢 每日早晚各一劑

目紅腫流淚生翳百效　甘石二兩煅紅童便焠七次水飛 硼砂一兩

海漂蛸五錢去骨 豆珠砂三錢水飛 上片三錢 擂極細點

弦風眼　醋煮白礬極枯研末調麻油搽患處少許

眼内生翳　鵝不食草擂臭貼目

磨障眼藥　蛇退五錢燒灰 過路黄荆五錢去皮燒灰 洋片五分 上

射一分擂細点

痘後生翳　蜜蒙花　虫退　谷精草　蛇退燒灰　望月砂各五乃

每用一錢蒸猪肝服

目常欲閉陽虛也　宜服補中益氣湯

目中胬肉　蛇退一條麻油炒黃　菉豆三合炒　水一碗沙糖一

碗煎服

目珠夜痛　夏枯二兩炒　香附二兩醋炒　生甘草四乃炒　共末每

服錢半茶下

暮不見物　方載下

眼瞠生瘀成漏　柿餅去皮取肉搗爛敷

白睛胬肉如魚胞　石蟹研　連翹各乃半　羚羊角　草決

明　白蒺藜　防己　茺蔚子各乃一　龍胆草酒炒　木賊　甘菊

各五分水煎食遠服

眼內起星　凡胡椒木鱉橘葉之類杵爛綿裹塞鼻皆效

鐵屑入目　真磁石吸之即出

打傷眼睛突出急搐進　生猪肉一片將當歸赤石脂末少許摻肉上貼之

鼻血　大蒜灰燒開水下黃中仁傳　或用骨龍煅研吹之

又方　獨蒜頭搗爛敷脚心左出敷左右出敷右

鼻笋奇痛　白礬硼砂少許為末吹

鼻中瘜肉　取藕節毛處一節煅存性吹之

鼻疳初起潮熱不退鼻不通氣男左女右鼻流或紅或黃水連翹牛子花粉黃芩黃連桔梗雷丸胡連芦薈元參麥冬羚羊角煎水服黃德全傳如服前藥不愈再用燻藥

鼻瘡燻藥　水銀和油擂爛　銀珠　水粉　荷樹二層皮各三分
杉木火屎共末每月上浣清晨用藥一小茶匙安
碗內燃之口含冷藥水用蓆捲筒引烟燻鼻月尾
則隔一日燻一次口內水熱吐去復含前藥水食
宜猪肉忌腥物煎炒　鄭鵬高傳

翻唇痛瘡　蚵虫搗爛敷之

口舌瘡并喉疼牙痛　硼砂二分半　明雄三分　兒茶一分　上
片薄荷三分　共末吹

口瘡口痛并咽喉痛　吳萸研末調醋敷脚心

口臭　霍香常含口中　或用香薷煎水含

鵝口瘡白　白鵝屎炕研擦之　或用雞肫皮燒研調乳服

小兒撮嘴風臍風　初起面紅異常口內喉中起紅

塊急用箸紫針早晚挑去惡血以尿脚和土久牛
汁羌虫末擦之復以端艾煎水沐浴畢以香附末
攙擦胸腹腰背看有粗毛起處用鉗拔去或小兒
乳内有核用針刺去入擒去惡血

固齒散　老鼠頭骨并牙煅　月鹽　故紙共末每早擦動牙

齒痛　刺蒺藜煮肉服或用野花麥兜燉精肉服

虫齒並風火牙痛　花椒北辛白芷北風煎水含

寒齒痛舌滑　胡椒末煮雞湯服或煮雞蛋服

哭然齒長　白朮煎湯和人乳含漱

牙縫出血　枸杞煎水先漱後吞或用五倍燒灰擦之

牙疳　人中白煅加輕粉枯礬蚕繭紙共末搽之

牙癰　牙根肉紅腫痛甚宜刺去毒血以硼砂明雄

川連兒茶氷片薄葉黄柏共末吹之内服瀉肝湯

骨槽風　患在腮内牙根無紅腫痛連臉骨治詳外科全生

舌忽脹大　雄雞血塗舌嚥下或用蒲黄干姜末摻

小兒重舌不啼　速以針刺重舌出血蒲黄末摻

舌上出血如孔刺　香薷煎汁服外用蒲黄灰摻

膈噎出説鈴　多飲生鵝血自愈

咽喉急痛　燕子泥雄黄調燒酒敷

寒咽喉痛喉内白　官桂附塊各一乃　共末吹服附桂八味湯

熱咽喉痛喉内紅　青魚胆調月石陰干二乃豆根三乃　明雄乃

雲連乃半工片五分洋茶三乃　共末吹並治重舌木舌若

牙関閉先用食茶子仁生紅牛膝共搗爛入人乳

用新青藍夏布擄汁滴入鼻内蓋開用鴨毛蘸藥

汁塗喉肉即吐痰而愈

喉中結塊飲食不通　取燒柴的鍋底煤蜜丸調新汲水下

纏喉風閉　猪牙皂角研末醋調敷喉外

鎖喉風閉　人指甲煅研吹

喉痺乳蛾　雄麻雀屎頭尖者是廿粒研以沙糖和作三丸每用一丸綿裹含嚥

瘰癧主方名三海飲　三海三錢酒洗　天葵子　麥冬　連翹　元參各二錢　柴胡　薄荷　兆丰各錢半　川貝錢

一風癧尖而小遇傷寒尤甚　本方加姜活　夏枯草　天麻　荊芥

一氣癧脇肋有痛圓而滑　本方加香附二錢　青皮錢　蘇紅錢半

一痰癧推動軟滑舌滑咳痰　本方加化皮　法夏　牡蠣

一火癧掀動赤色　本方加歸尾　酒芩　川芎

一臁癧潰爛流膿本方加生芪三錢花粉三錢土苓三錢白芷三錢煎水服外用三仙丹大東店有賣用飯括皮紙為條晒干再用飯將條展丹揷入癧孔內外以附桂膏蓋之一日一換至愈乃止若久年成管先用降丹拔管後用三仙丹楊發元傳

凡瘰癧延爛至肩胸脇下不堪之極者須用洞天救苦丹三服間兩日一服　犀黃丸六服服苦救丹之空日服服完九日後皮色變白孔內紅活接服大棗丸犀黃丸陽和湯日以荊芥根煎水溫洗瘡中若有紫塊勿用針穿以樟腦腰黄為末調麻油塗之

凡癧久失治體瘦食減時生寒熱勞怒則痛甚男子骨蒸女人經閉已成壞症若尚攻其癧是速其斃

也理宜調理脾胃補氣養血使根本既固然後治

癧癧可再生也

瘰癧内消散　元参蒸　牡蠣煅醋炒　貝母去心蒸　各四兩

蜜丸每服三錢

婦人肝氣鬱積生癧　當歸酒芎柴胡淮山各二錢　雲

苓半錢　姜活薄荷甘草各一錢

虛寒痰癧舌胎不拘黃白滑者屬寒　冀盤子樹根五錢　白面風五錢

朝天一枝香二錢　燉酒服

熱癧紅腫口苦舌乾　黃枝子根切片燉酒服羅啓明傳

熱癧堅硬　海藻四錢　野花麥兜五錢燉醋燉肉晒干皆可服

膿癧板癧　旱禾子樹根旱掛暮子樹根即雞栲子樹　土

茯苓野花麥兜蘿摩根詳本草根上結子子内有虫者佳　夜牽牛

内紅消黃枝子根海藻各三錢燉酒服

瘰癧潰爛　土茯苓煮粥服或煎水代茶多服自愈

瘰潰久不合口燒姜灰調姜汁為丸黃丹為衣納孔

内上盖膏藥張崇壽傳

瘰癧結核　鉛三兩鉄杓炒取黑灰醋和塗故帛上貼之頻換去惡汁此如半月不痛不破内消為水而愈又方野菊花根搗爛燉酒服渣敷患處

擔肩瘡　石黃膽黃共末調細茶塗

又方　黃柏錢蜈蚣一條炕共末調猪胆搽

手痛麻木　焦术酒炒各五錢黨參二錢甘草錢防風陳皮桂枝各五錢水煎酒引

手指腫痛　蜒蝣虫和銀硃共搗久擦會散免生蛇

頭等症

鵝掌風 白鵝屎焙五分 白芨白蘞白芷枯礬各三分 共研末調桐油塗郭名成傳

鵝掌癬 蒼耳子仁研 將癬痂揭去調茶油塗

螃蟹丫 石螺螄搥鹽敷

蛇頭指 號桐根煎水鑽貯用巾圍鑽口燻指燻畢取針刺去患處毒血用號桐葉燒灰調茶油塗

又方用蜈蚣焙研調豬胆塗

雞爪風 四物湯加柴胡木瓜桂枝勾藤煎水服

蛀節風 虫蛀黃荆樹屎燒研調浸蜈蚣油塗

脇龜 麻黃五分 款冬花法夏桑皮蘇子杏仁條芩甘草白菓各一錢煎水服

九種心痛　附子川連各一錢生白芍五錢煎水服

九種心痛胃氣痛　千年石灰土月去雜水飛生熟白礬各五錢

共末薑汁為丸梧桐子大姜湯送下七丸

男婦氣痛腹痛　老姜甘草共搗爛用紙包水浸濕

煨熟研末調酒調水服皆效羅豫明傳

男婦氣痛腹痛丸　西砂頭藿香小茴廣皮吳萸桂

子良姜酒炒香附醋炒各一兩廣香八錢公丁北查神曲川

朴各五錢共末洒水為丸生姜湯下服此丸忌食黑豆

婦人氣痛　元胡灵脂香附沒藥各等分研末酒下

肺癰　蛤蚧白菊薄葉少許煎水服粵廷章傳

又方先服紫蘇湯飲二劑後取茅栗樹根燉肉服

乳癰初起　三白草根燉酒服渣敷患處

乳癰紅腫疼痛　白芷炒　乳香　沒藥去油　浙貝　歸身等分為末每服五分酒送下如潰以醒消丸酒送一服以止痛如色白而軟者當以流注法治倘潰爛不堪者以洞天救苦丹按法與服七日後接服大棗丸陽和湯或十全大補湯芪草灸

乳癰已潰　當歸八分　生芪五分　銀花四分　甘草分　桔梗分燉溫服

乳癰背發並癬毒　生絲煙調濃茶敷未潰即消已潰亦消

乳癰　枸杞小茴同搗塞鼻生男塞左生女塞右立散

乳巖初起結核無痛每日急以山茨菰分　桃仁三枚　共搗酒送以散為度若腫痛成為功治法詳外科全生集

乳頭生瘡　生鹿角三分生甘草一分共末入雞蛋黃內
攪勻銅器燉溫服
乳少或無乳　生芪一兩當歸白芷各五乃半酒半水燉服
乳汁自流　服十全大補湯
乳汁大多　紅花歸尾赤芍牛夕煎水服
肚腹急痛　鹽炒熱布包熨痛處肚痛丸詳上氣痛
丸內
陰寒肚痛舌滑身曲　胡椒煎水服接服芪附理中
實熱肚痛畏摩畏按　服下肚痛嘔泄丸或萬應丸均效
腹內龜病　姜虫末和白馬屎為丸開水下
單腹脹並全身腫　先服姜防々蘇飲三劑薄荷蘿
蔔種兜各五乃青木香三乃共末每晨用二錢和沙糖

冲開水脹愈後服六君子湯十劑

黄腫水脹指按緩起者是老屋茅稈煎水盆盛先燻後洗三次愈

又方甘遂末水調敷腹遶臍令滿内服甘草水自消

水濕腫脹 焦朮兩 澤瀉五分 末共茯苓湯下

蠱脹 四五月黄牛屎陰乾炒黄研水杯半煎半杯

濾清服

氣蠱氣脹 蘿蔔子末以水濾汁浸砂仁兩 一夜取

出晒乾又浸又晒凡七次為末每用一錢米湯下

痞積腹脹 穀精草石决明夜明砂使君肉五穀虫

各五錢共末取猪肝蒸熟竹刀切片拌前藥服愈

後接服健脾散

米麯食積上腹脹 鍋焦三斤炒黄 神曲四兩炒 砂仁二兩炒 山查兩炒

蓮内薏二两肫皮二两焙乾共末以白糖米粉和作餅常食
永免積病
絞腸痧　鼠屎擂開水服　郭永光傳
小肚側硬如鴨蛋無紅腫　馬蓼心研末攪膏藥上貼患處
小兒臍風　生星南生香附共末調雞蛋白作餅如
錢大貼男左女右足心一寸香久即揭去
臍内出血　蒲黄炒研乾摻若出水龍骨礬枯為末摻之
腎虛腰痛喜倚傍舌滑　焦朮六两附塊四两枸杞當歸杜仲故
紙各三两　炙草五分紅棗引　英履聡傳
寒湿腰痛其痛冷重況著如帶重物狀　焦朮乾薑
茯苓各四錢甘草二两　又方桑皮燉酒服　余俊賢傳
扭損腰痛　當归五两杜仲三两紅花赤芍香附各二两桂

枝乃炙草八分生姜引　又方馬蹄香燉酒服

纏腰飛蛇　黄土調米湯塗又方紡車繩燒灰調茶油塗

背發背癰　紅藤梨根皮本草名獼猴桃俗名狐狸桃皮可爲作紙糊

研末調細茶塗熏治升癰腿珠　又方枇杷樹皮

或根研末調茶塗　又方過山龍根皮焙研調茶塗

背發色白者當以流注法治如色白平塌者當以陰

疽法治此皆陰法背也如悞服凉藥悞貼凉膏定

毒攻内腑不救夢遺

夢遺　芡實炒淮山炒台党炒各一刃蓮肉蒸五乃棗仁炒三乃

白糖五乃共末每用一兩調開水服　又方公雞肫皮

五個炒研每日空心酒下一錢　又方蓮蕋乃半荷

葉三乃研末㕮下　又方芡實刃炒薏米刃炒燉後腿肉服

又方公雞肫七個焙研完金櫻子七個完胡椒每人一歲放一粒燉精肉服　又方用布帶挽膝灣一隻戴左或右扣絆項頸上令脚屈轉醒解伸左右更換曲身側睡自止

玉莖不痿精流無止　故紙用韭子用每用三錢煎水服

小便遺精　蓮子心一撮研入辰砂一分每服一錢開水下

流精　公雞肫皮五個炒益母子兩遠志二兩燉酒服

又方土茯苓六兩燉肉服　李望豨傳

小兒遺尿　故紙每服一錢開水下

小便出血一線名便箭　毫猪箭三五枝燒存性研末鹽湯下

小便痛甚　小茴杉樹油每服二錢開水下收功加吴萸

小便虛閉　附塊四兩澤瀉二兩水煎服

小便閉　歸身二錢　川芎五分　柴胡升麻各二分半　體虛者加

黄芪錢

大小便閉　皂角燒灰研末米湯調服一錢

年老小便閉　安朴桂五分研末敷臍内

小便淋濁並治夢遺　荔芥菜根切片瓦炒油煎雞子共

燉酒服

热淋澁痛　野燈芯草連根五分白菓肉炒七枚燉肉服

又方馬齒莧煮湯服

血淋脹痛　藕汁調髮灰每服二錢

血淋尿血　苧麻根十枚煎水服

血淋石淋痛　川牛膝錢煎水服

勞淋　宜服大補元煎

尿血頭痛如裂　當歸月燉酒服

腎子偏墜痛　大黄末調醋塗

腎氣寒痛　附塊五乃小茴二乃葫巴二乃吴萸乃燒姜乃

荔核引

腎氣熱痛　海藻海布燉猪腰服或白雞槿子樹根

燉内服

腎氣濕痛　焦朮八乃雲苓二乃小茴二乃吉核半乃朱苓乃

澤瀉乃荔枝核炒研為引大小便通利後即服六君湯或理中湯加小茴桔核吴萸川椒附子肉桂此病虽屬肝腎而實本於脾總以理脾為主如大小便復不利仍服煎藥一二劑

縮陽縮陰男陽物縮女双乳縮　胡椒の月魚子硫黄の月共末每用

一兩冲酒服服至不縮乃止忌無硫黄多服胡椒

接服芪附理中湯

脱陰症　如前症但手足不冷酒芍錢甘草五分服接

服補陰藥

龟頭腫痛　防風通聖散去麻黄加車前二劑消藥

治梅毒

陽物生瘡　鳳凰衣炒研調麻油塗或用甘草芪炙

研調蚕塗

腎囊風　川椒七枚葱白七個煎水洗或用生芪姜活蒺藜白附各二分煎服或用覆盆子根煎水洗次用半夏白芷燒姜共末調麻油塗

腎子老蚴爛出　老杉木燒灰蘇葉共末敷以蘇葉包之

又方鳳仙花甘草共末調麻油塗或用紫蘇湯洗

以紫蘇為末荷葉包敷内服黄連六分歸尾連翹黄
芩各刄半 甘草木通各一刄
梅瘡既愈未愈内毒未尽生子不育均效 土茯苓
八刄 酒芩槐花炒 猬刺炒焦 黄柏鹽炒 連翹鹽炒 紫草炒 枝
各一刄 甲珠三刄 銀花三刄 蛇退燒刄 北退八刄去泥 天丁 白歸
各二刄 蒼朮半刄 生芪三刄 共末蜜丸空心 白湯下每晨
三刄 晚四刄 服丸不宜飲茶用土茯苓刄 炒銀花四刄 燉水
代茶服若内毒托出月内發爛用杏霜刄 輕粉八分
明雄一分 共末先以槐花煎湯將瘡洗淨則以藥摻
之瘡乾以公猪胆調搽兼治下疳瘡蠟燭瘡
治梅瘡悮服輕粉悮熏水銀銀砵水粉等葉致筋骨
攣痛或潰爛成癱痈漏癰瘓 土茯苓刄 薏米銀

花防丰木瓜白蘚皮蒼朮各一錢　皂夾子四分　氣虛生加生芪血虛加當歸煎水服看病上下食前後如病在下部加牛夕錢　淺者一月可愈深者百日方痊惟忌飲茶及牛羊雞鵝魚肉燒酒房勞

梅毒骨攣癱漏　土茯苓兩　有熱加芩連氣虛加四君湯血虛加當歸水煎代茶月餘即安

楊梅結毒　木瓜研末蜜丸每服一錢開水下

梅毒瘡　五穀虫研末調醋塗

魚口便毒陽物左右硬腫　生庄黃三錢　蜈蚣一條去頭足姜汁炒三次　甲珠三片　姜虫五分　全蝎三只　白芷二錢　共末每服三錢開水下服至大便泄一二次乃止　又方真黑砂五分　肥皂子廿枚燒存性共末調麻油塗　又方生絲煙二文

桃樹心五錢 石灰麪粉調茶敷敷至嘔二三次即消

又方魚子硫黃兩 明凡八錢 共末每用二錢調燒酒服

魚口便毒潰爛 皮紙括糊爲條曬干仍以糊捋紙條

拌三仙丹捶入孔内上蓋膏药一日一換若久年

成管先用降丹拌皮紙條捶入管出仍用三仙丹

條至愈乃止

懸癰生肛門前陰根後 生甘草熟軍各三錢 酒煎空

心服一劑即愈如成膿以蜓消丸愈之倘色白者

宜陽和湯或犀黃丸 又方三白草根燉糟燒服

服渣敷患處

婦人血崩 酒芪兩 白歸五錢 髮灰二錢 金櫻根三錢 煎水服

又方荔枝殼煎水服又方紅涼帽纓子燒灰冲酒服

紅白崩　烏桕苅根皮燉肉服兼治男子流精

白崩白帶　焦朮八錢　附塊六錢　蓮肉五錢　芡実五錢　白雞冠花二錢　燉肉燉雞皆效　又方織布刷把根燒灰調酒服

婦人血淋　石葦五錢　金櫻根五錢　燉酒服

婦人出子袋虛症方　膏梁粟四兩　粟壳二兩　共末調羹服外用草麻子搥爛敷頭頂已收即去敷藥又服酒芪六錢　焦朮五錢　紋黨四錢醋炒　粟壳三錢醋炒　升麻八分醋炒　膏梁粟為引　英活欽傳

又方鹽包燒灰調雞蛋油煎好酒焠服　曾廷華傳

催生　台黨一兩　炒丹参半兩　蜜芪四兩　白歸半兩　煎水服

難產逆生出本草　雲母粉五錢　温酒調服立產

難產並胎死胎衣不下　先以蜜芪一兩　白归五錢　煎水

服次用土狗一個去羽去前大足焙乾斑蝥一粒去頭足糯米炒令煙尽為度去米上片二分每用半茶匙温酒下胎下後即服甘草水

胎衣不下腹内脹痛此有瘀血　五灵脂炒　蒲黄炒
共末每用三钱酒煎热服

胎衣不下　丹參两　當歸八钱　紫桂二钱　牛膝二钱　桃仁二钱　蜜黨八钱　紅花钱　車全仁钱　益母钱半　童便引下後服
生芪两　當歸五钱

胎衣不下腹不脹痛此屬體虚　丹參八钱　酒芪两　當歸五钱酒引　又方冬葵子炒研冲酒服

産後血氣痛　烧姜灰二钱調酒服　鮑師與傳

産後血塊痛　山查五钱白糖或沙糖一撮煎水服

產後腹痛　合掌消根焙研調雞蛋油煎焠酒服若有寒潮先用三月枹根香葉子根即畢沉茄各一錢煎水服

婦人陰吹　猪油煎亂髮令枯加升麻柴胡煎水服

婦人陰癢　生猪肝切片納陰户內或用蛇床子一兩白礬二兩煎水常洗

跌打傷胎不安　砂仁不拘多少炒研每服二錢酒下立安

婦人交媾血出不止　青布同頭髮燒灰棉花蘸灰塞之

幼女被姦血流不止　取女子本血丸焙擂酒服

交腸症糞從小便出　五苓散加天竺黃兒茶煎水服

產後損尿脬　白牡丹根兩黃絹一尺白芨錢煎水服服後忌言語

大便閉結　油當歸二兩肉蓯蓉四兩酒製火麻仁二兩炒研只八

殼澤瀉升麻牛夕各一乃 蜜糖蒸熟引
大便下血 槐花荊芥炒各二錢研末酒下
糞前下血 石榴皮醋炙研每服二錢茄梗湯下
糞後下血 艾葉生姜煎水服或用白雞冠花炒煎
水服
休息痢久年下血 鴉胆子去殼四十九粒每用七
粒包圓肉包爲丸每早空心開水吞服七丸下毒
如魚腦狀三服愈病愈即止忌多服又方大鱔魚
一條去腸切斷瓦焙焦研末每用三錢和黃糖熱
陳酒送
暑天水泄 生姜三大片細茶三錢煎水服
濕瀉暑瀉 焦朮車前仁各五乃爲末空心調開水服

脾虚濕泄　焦朮茯苓各五乃　煎水服加川楝治水疝
上嘔下泄口渴喜熱飲皆寒症　酒芪焦朮党參茯苓法下炮
姜吴萸服痛手足冷加附子桂子川椒
天乾地漏　紋黨單炒焦朮粉葛各二乃　白苓半乃藿梗乃
木香六分炙草八分扁豆四乃花粉乃　紅棗引又方前車
仁一文小茴一文麥冬二文煎水服又方金櫻根皮刮去粗皮去骨
陳細茶五乃麥冬三乃生甘草二乃陳早米爲丸開水下
又方用陰陽水冷水一碗開水一碗各半杯服又方香薷扁
豆厚朴甘草用鉄秤鏈淬開水仝煎服又方明礬
煎開水服亦治痰腸痧　又方千脚泥即出入地下土　炒七次
地上攤七次煎水多服自愈
寒泄舌尖鼻尖冷　酒芪五乃焦朮四乃附塊三乃故紙益智茯苓

各二分燒姜分煎水服

热泄泄一陣痛一陣即黄連月生姜月の搗爛慢火同炒待藥

枯去姜取黄連為末空心米飲服二錢愈後愈勿服

暴泄　炒車前仁為末米飲下二錢

水泄　枯礬分丁香五分為末酒下

吐泄不止　枯礬分冲酒服或用胡椒四十粒研破酒下

更五溏泄久不愈　故紙二兩吴萸五分為末服

脱肛　枳樹皮五斤菖蒲艾葉少許煎水兩鍋熬至二杓

温洗即上再用龟頭過路黄八荊川柏燒灰指拌納

穀道又方取屎雀焉蒸湯服外用酒茋八分焦朮六分

升麻二分醋炒西砂分紅枣引又方生蒲黄末搥生猪

油貼坐即上

出腸痔　用老人便壺棄尿入冰片二分將開水入便壺内以壺口向患處先燻後洗外用元寸五分燉猪前夾肉服錢汝瓊傳

五痔下血　五月五日採蒼耳草為末水服方寸匙

熱血痔　蓮鬚半兩黑牽牛兩當归五分共末空心每服二錢

痔瘡下虫　兎尿燒存性乳香各五分共末空心酒下二錢

外痔　地骨皮煎水洗

翻花痔　水莽草根煎水洗

痔漏成管　黄荆子兩為末每服二錢酒送

老鼠緣糞門生糞門後號桐梗根梧桐根植桐油敷内服防丰通聖散或用猫涎搽半日即穿穿後用白花蓮口涎搗爛敷取猫涎法用胡椒吹猫鼻涎來碗盛

糞門瘡　犀角[二錢]上片[一分]蒸水搽或用雞肫皮燒研摻之

糞門暴腫　帶殼蜒蚰搗研敷内服防丰通聖散

小兒大便下虫數十　宜服椒梅理中湯

大小腸癰[小腸癰則左足縮大腸癰則右足縮大便下膿血]地榆[一斤]水十碗煎三碗加生甘草[二兩]銀花[兩]再煎一碗空心服一服即消忌房事又方用皂刺燉酒服

臀癰並腿珠　紅藤[一名狐狸桃]梨根皮研末紅腫[調]茶塗白腫調醋塗又方石葦[五錢]燉酒服

臂窾出血　甲珠研末敷

手足厥逆[十指冷者為逆自指掌冷至肘者為厥]

陰厥逆[手足冷而青飲冷水必吐欲寐懶言腹痛喜火熨多屬肝腎虛]附子乾姜砂仁法下黄芪白术吴萸花椒水煎服

陽厥逆（手足雖寒而不青飲冷水不吐其治必發熱漸至壯熱而後寒多屬脾胃風熱）黃連
阿膠石羔知母甘草水煎服
手冷而足温　柴胡法下當歸酒芍甘草　姜棗引
手熱而足冷　吴萸末和麪粉調水敷足心（凡上熱下冷之症皆可）
筋骨痛　金雀花根（俗名鶵子花）燉肉服切加盤薰治蓋痛
鶴膝風　初起膝蓋骨内作痛日腫日粗而大腿日
細者是内服陽和湯外以北芥子末調酒敷
又方酒芪（两）漂生附片熟附塊滛羊葉（羊油炙）雲苓
（各五錢）焦朮（八錢）法下（三錢）廣皮（二錢）炮姜（三錢）甘草（錢）安薄
桂（錢）燉酒服有力者加虎骨（五錢酒炙）赤热嫩腫者蒼
朮黃柏各等分燉酒服或用桂枝芍藥知母湯
脚氣痛　麻絨炒热敷患處或煎水浸洗

風濕脚腫痛　白信二兩研水煮熱入毡片剪如鞋底樣六片同煮汁乾取出焙乾裹脚板下汗出毡濕再换令汗盡即愈

手足風損並側風損　艾葉菖蒲葱頭老姜川烏草烏朝天辣椒煎水煮洗桔花根[illegible]干用指按痛處上貼表芯紙七層火燃前药根紙上痛處

賊風腫痺　莽草一斤川烏草烏閙羊各二兩共末煮醋敷

脚氣冲心　宜四物湯加炒黄柏煎服外用附子末津唾敷湧泉穴

脚腫並一切腫毒　甘遂末調水敷腫處内服甘草水自消

臁瘡並一切潰爛宜隔紙膏　以麻油十二兩燉熱

入核桃肉六個完黃柏完白芷各五分熬至白芷黑色透心用棕濾去渣再熬旋下黃蠟四兩白蠟二兩熬溶次下水粉二兩三下甘石二兩煅童便淬七次研黃丹二兩炒各用桃柳枝攪勻即將鍋內油倒入鉢內必待油冷方下銅綠末六兩輕粉末三分西綠月石末各五分黃連末三分上片末五分攪勻此膏下銅綠後忌切火炙如膏過硬用水熬溶入煎熟麻油數兩如稀加銅綠數兩開膏用竹片刮入油紙上即包布油紙仍用油紙折轉蓋之貼瘡上勿揭開用帯扎定每日用洗米水洗瘡將膏複扎患處此膏一張可貼六日左面貼三日右面亦貼三日忌食雄雞鰱魚一切發物并忌房事此膏經治多人屢效

臁瘡　取舊船內石灰將泥作釜（火煅）輕粉石灰（各二分）

共末調麻油塗又方風化石灰調桐油塗或取茶

枯烟油塗

石壓脚底痛　五瓜皮石南藤燉酒服

脚氣成漏流水　人中白煅研末摻

脚極爛　烏桕樹嫩葉水浸軟抹燥貼又方螃殼（煅）研摻

側脚損　胡椒豆豉黃枝子焙研又方黃枝子煎水

和前藥煮麵粉熱敷

脚肚生瘡成漏　石灰溫泡㸃洗數次愈

螺絲發　鴨嘴甲燒存性研加三黃散調麻油塗

鬼箭射傷痛如雞啄　初起用如意金黃散加乳末

調細茶塗如不愈取鴨公青樹根皮（俗名雞婆樹其紅子可養）

銀晒乾研上射五厘和醋為圓夜間於帳内向患處
以手挼藥圓轉多次若藥團温熱向光處撥開如
有雜物或小骨則揀去再向患處挼轉以净為度
又方取遷地朽棺木燒烟燻患處取此火矢研末
調尿脚敷或用猫骨燒烟燻若潰爛流水出骨宜
用三仙單條揀入日換以愈為度
凍脚　桃樹皮煎水浸洗
凍脚裂拆名開皸　甲珠女髮燒灰共末調茶油塗
戒下冷水三日　又方黄柏調人乳塗
脚轉筋痛　苧麻燒灰小茴共末煎水服
内外雜症
大汗不止陽虛也　酒芪二兩　全归兩　五味八　又桑葉七片　煎水服

虛寒風磚色白附塊焦朮酒党各二錢炮姜黑荊芥炙草
各一錢酒引
血熱風礴色紅生地當歸各二錢川芎赤芍蒺藜虫
退連翹北風荊芥各錢半酒引修宗秋傳
滿身風礴金錢香菰轍酒服罗承明傳
又方大枧子五錢白面枧二兩煎水洗
天乾地漏水芹菜搗爛冲開水或開酒服
小兒慢驚嘔逆泄瀉痰壅息短目瞑倦臥少氣懶言
等症臭虫即扁虫数只擂開水服用親生母指刺血
為引罗承明傳又方羊屎廿一粒炒公丁香胡椒
各五十粒用每一錢用久年東日照處壁土煎湯
調服

濕症　凡濕侵上焦或吐水沫或胸膈不快或肩臂重痛濕侵中下二焦或腰重腳腫或腹痛腳痛須人摩擦不已其致此或由落水或冒雨露或坐卧濕地服役水中以致病蒼朮漂淨八月研末每二錢日三服氣虛者加酒芪焦朮茯苓陰虛者加當歸熟地酒芎茯苓寒者加附子干姜熱者加黃柏腰痛者加杜仲故紙腳痛者加牛膝防己

身体痺痛　痛在一處為着痺俗名麻木流走無定為行痺俗名流火其症赤熱腫痛手不可近脉洪大有力　黨參竹瀝生地阿膠天冬玉竹在手加桑枝在足加桑根

手足腫痛　或純白或微紅喜火熨者　附子五及麻

黄五分甘草八分服至汗發或神昏即止接服附子理
中湯加西砂法下虎骨威灵仙在手加姜黄
半身不遂　西硫黄一斤豆腐中蒸十遍蒸過換豆腐
以硫黄白為度研末飯展為丸每服二八開水下
又方金鳳花陰乾浸老酒燉熟去花飲酒服至半
月全愈又方蒼朮十兩川椒四兩老酒五斤共貯瓶内口
用箬孔封固安米在上以重湯燉至箬上米熟為
度初飲盡醉出一身臭汗即愈方此濕兼寒者宜
之又方千年灰水飛晒干調酒服
酒黄疹　吉旬子樹根皮燉肉服
熱又寒少除瘧方加柴胡法下白苓常山草菓青草朴等汗蒼朮生姜引
熱多寒少瘧疾　柴胡川芎法下白苓酒芩常山草
菓青皮甘草焦朮厚朴身膧脹無汗加蒼朮生姜引

寒多熱少蒼朮芎〇陳茯陳黨歸法〇柴厚草菓砂与桂子甘草姜棗引治〇

寒多熱少瘧疾　酒芪酒黨蕉朮川芎當歸法下柴胡厚皮草菓西砂桂子甘草　姜棗引

截瘧丸　信石（用水豆腐煮一枚香久）陳細茶　生大黃　綠豆粉（各一兩）　旱黑豆（四十九粒略炒）共末酒水為丸如蘿蔔子大每大人用十一粒小兒五粒以細茶半盃冷水半盃瘧前吞下即止服後或泄或嘔皆效但服此丸須戒鹽一日如有寒傷未散者宜先服五積散一二劑

痺症　痺者閉也風寒濕雜至合而為痺與痛風相似外症身体不仁如風寒狀　黃芪酒芎桂枝（各三錢）生姜（六錢）大棗四枚引

痿症（不痛）兩足痿弱不能行　初服米仁（八錢炒）秦艽（三錢）

倉朮二兩黃柏八兩牛膝二兩四五劑後接服陽和湯除熟地用首烏　又方氣虛多痰而舌滑者六君子湯加黃柏蒼朮紫苑

吐血　金櫻根八兩去粗燉後腿肉服單庚章傳若血中有痰取白坭山金櫻根燉肉服徐關元傳

吐血咳嗽　熟地焙研每用一錢調酒日三服

吐血並虛癆　三月抱根八兩即覆盆子根燉後腿活肉服

吐血　藕節蒲黃炒　頭髮燒灰共末調開水下

吐血並鼻血　黑荊芥京墨姜灰絲茅根藕節童便引

童子癆並傳尸癆　取屋上猫屎晒白者坭封煨研黃糖拌食

消渴虫症唇內有一紅泡　明凡三兩花椒四兩烏梅十粒

灶芯土引

蚘從上出口渴心煩唇乾舌裂脉大而實者屬胃熱調胃承氣湯加川楝子使君雷丸一大劑大瀉虫從下出再服醉虫丸　石榴皮李根桃根金鈴根皮取東邊者酒炒干各二兩　白苓焦朮陳皮法下雷丸檳榔各半兩　共末早米湯下一兩此方凡蚘虫腹痛者皆效特建洲傳

蚘厥症靣青舌滑手足厥冷嘔泄腹痛或時痛時止或蚘從口出以油煎雞蛋焠酒或焠醋服痛即止者是宜椒梅理中湯

蚘咬心痛　五灵脂月　枯白礬五兩　共末每薄酒下二錢

回食症　千層草即木匠鑿橋打披者割下三兩　白叩兩　西砂頭兩

法下乃二分尖川貝五分山查五乃炒黑神曲二乃共末飯前
先用盞碗開水泡汁飯後作嘔即服
隔食症　朝天辣椒煎湯加盐和飯服李朝曦傳
隔食翻胃　久年石灰炒熟為末醋為丸如黄豆大
每服七丸姜湯下三次愈又方吴萸二乃半　酒黨乃半
大棗五枚生姜五乃引
翻胃　柿餅同乾飯日日食之不用水飲立愈
阻食　取三年癩狗瘦而無毛者其肚皮内長一肉
團尽粉無臭名狗黄焙干研調開水服又方取狗
糞内生米水漂淨晒乾研每晨調開水服
反胃隔食　附塊目焼姜二乃西砂三乃白叩乃焦术目
五乃有痰加法下二乃紅棗引

癲狂癇三症 陽虛陰實則癲，陰虛陽實則狂，癇與中風相似，忽然昏倒，手足抽掣，口吐涎沫，醒後又發

癲多喜笑，知畏懼，症屬不足，安神養血。酒黨三分 茯神法下，各二分 麥冬去心 鬱金 當歸各半分 川芎 香附 甘草各一分

又方 酒黨五分 焦术法下 蘇紅 芥子各三分 雲苓四分 干姜二分 白叩分 安桂分 甘草分 煨姜引

狂多怒罵，不避親疏，踰垣上屋，症屬有餘，宜服蠻煎。生地五分 木通 麥冬 知母 白芍 石斛各二分 皮丹 茯神 陳皮各半分 菖蒲八分 水煎服

鐵落散 生鐵落半斤，即打鐵砧下鐵皮 石羔兩 元參五分 秦艽 北風 雲苓 龍齒各三分 大便閉加大黃 芒硝

癲狂 鬱金七兩，須川，蟬肚者真 明凡三兩 共末，薄糊丸梧子大，早午晚每服一二分，開水下。形氣虛者勿服

癎生於痰熱　陳皮茯神桔梗瓜蔞去油鬱金貝母酒芩各一錢　甘草薄葉胆星各分錢　北辛菖蒲各五分　竹瀝引　虛寒者以六君湯加南星天麻細辛

一小兒年十二忽昏不語兩手微搐時發時醒似癎非癎脉微弱帶弦乃肝脾氣虛挾有風痰加味六君湯即止停藥仍發服至數十劑乃痊　蜜台黨六錢　焦朮三錢　茯神錢半　化皮錢　法下錢半　酒柴胡錢　鈎藤錢　白芍八分　製志肉錢　明琥珀錢　羚羊角錢半　炙草八分　薑汁紅棗引　昌光收傳

惡核　大者稱惡核小者痰核不痛而堅形大如拳皮色不變然其寒凝甚結毒深難潰未潰之前忌開刀忌貼涼膏忌服涼藥宜先服陽和二陳五六

劑接服陽和湯輪服犀黄丸可消

石疽　初起如惡核漸大如拳急以陽和湯犀黄丸每日輪服可消如遲至大如升斗治法詳活外科

貼骨疽　患在環挑穴又名縮脚疽色白腫硬外用白芥子末調酒敷或大戟甘遂末調蜜敷内服陽和二陳並陽和湯十餘劑可消大忌開刀開則定成損疾

流注一名流疫又名寒疫初起色白腫痛而軟但與瘰癧有異生於皮下按之不釀皮者癧也和皮腫硬而圓者寒疫也雖身體發熱内未作釀以陽和二陳湯數服可消消後接服犀黄丸杜其續發如皮色稍異甚痛者須多服陽和湯以止其痛如患頂軟即為

穿之但此症潰後定增毒痰流走患生不一故初潰須服犀黄丸陽和湯每日早晚輪服使毒痰消尽自愈倘潰後脾胃虚寒者十全大補湯除熟地倍加生芪附塊毒尽痰消後多芪草方可用炙

一流痰痰核體虚舌滑者宜歸芪六君湯加桂子川芎若鼻尖舌尖皆冷者加附塊炮姜

走氣流痰東好西發俗名生瓜開水一杓小便一杓浸脚底令透用竹刀刮脚底皮多次看有起紅點處各炙艾火一壯取五月苣根土狗子一只焙干共擣毛狗子服

一小兒素禀虚寒經紋紅色兼潮熱口渴煩燥医以疳積藥忽胸生白色痰核如杯大又服解毒凉菜

臍下手上及肩背陸續又各生痰核昜曰此流痰也非温中補脾滌除痰飲别無治法　酒芪四錢炒台党六錢焦术四錢薏米二錢北芥子半錢法下半錢附塊三錢炮薑錢茯苓錢半西砂錢肉桂錢甘草六分服三十餘劑痰核盡消昜鳴崗傳

貼骨流痰即附骨疽其毒最深附骨隱痛微腫不紅宜服陽和二陳湯加甲珠

一附骨疽徹骨酸痛因汗後下水水冰入骨而發者宜隔山火針灸三壯又以紫蘇艾葉胡山椒桃柳葉煎湯熏洗又以附桂膏貼患處先服五積散五劑次服独活寄生十餘劑愈後加蒼术木瓜北风薏米白术十餘劑

多骨疽　推車虫炙研每一錢入干姜末五分共吹入孔内有骨自出吹過週時無骨出則知内無骨矣又方蜈蚣七𠁑炙　鱉甲三𠁑炙共末每服三分酒送

附骨疽　露蜂房蛇退乱髮洗淨各燒灰存性研末酒送一錢七分

掌中疽　水藻如松毛者搗蜜敷

陰疽痰核初起　生南星生半下生川烏生草烏内紅消生香附防丰各三𠁑𠁑共末和麵粉調醋敷

陰疽流痰已潰治法　用紙條插孔内左右上下看内有幾孔取皮紙括糊為條晒干仍以糊将紙條拌三仙插至孔底内有数孔須插丹條数枝上盖附桂膏日插日换至愈乃止若久年成管先用降丹

拔出後用三仙丹條

流痰成管　玉簪花根陰干插入管内數次自出

陰疽寒痰白腫不紅　五棓月の白芷白蘞生南星生半下川烏草烏月各一　加榆皮一撮共末調醋塗干便換即發陽

紅腫癰毒初起不拘生在何處兼治肺癰腸癰

銀花月當归月元彡月蒲公英八乃酒引

紅腫大毒無論已潰未潰　生芪白归銀花乃各五條草乃二燉酒服如患在上部加川芎乃下部加牛膝乃　中部加桔梗乃

紅腫癰毒　大黄八姜黄八草烏共末加葱和蜜搗爛敷

軟瘤癰　牛角燒枯研末調茶油敷

瘰癧　羊角一个切碎炙黄研末每早服三錢

瘰癧内消　海藻昆布各五分水洗淨共燉精猪肉服癧盛者加陽枹根八分晒干金線吊葫蘆六分非破石珠　屢效

痰癧　三海八分水洗貝母二分姜汁炒知母分半鹽水炒黨参五分蜜炒

瘰癧痰核　桑葉晒乾爲末紅沙糖少許開水調服一錢服至二三兩自愈

心漏胸前有孔常出血水　鹿茸去毛炙黄酥熟附塊鹽花各等分爲末棗肉爲丸每空心酒服三十丸又方芋薺研粉久摻

背疽　經霜雪猫頭骨煅研調麻油塗又狗大牙炒黑研末將葱湯洗瘡以末摻之

穿掌腫毒　新桑葉搗爛敷

腸癰 小腹微腫急痛不止紅藤兩陳酒二碗煎半

午前服午後用紫花地丁兩照前煎服自愈

脚氣腫痛 皂角赤小豆為末調酒敷

脚爛流水不止 生芪八錢全归五錢銀花二錢甘草乳没

各錢半 酒引

許真君陽和二陳湯治寒疫陰疽初起未潰者

蘇紅二錢白苓二錢法下三錢安薄桂錢麻黄五分北芥子

炒錢生甘草八分炮姜八分服七八劑後接服陽和湯

許真君陽和湯治陰陽兩虧陰疽寒疫未潰者

熟地三錢鹿膠珠二錢安薄桂錢炮姜八分麻黄五分北芥

子錢炒生甘草錢 酒引體寒舌滑者除熟地加首

烏五錢研附塊三錢若鼻尖舌尖皆冷者宜重服芪附理

中湯

保元湯治寒疫陰疽已潰者　生芪五钱　台黨四钱　薄桂钱半　甘草钱　糯米一撮為引

十全大補湯治體虛寒疫潰不收口　体虛舌滑者除熟地，倍加附塊

熟地五钱　安薄桂钱　全归二钱　生党二钱　生芪六钱　焦术二钱　附塊二钱　雲苓钱半　粉草八分　川芎钱　酒芍八分　酒引

千金内托散治紅腫癰毒陰疽寒疫忌用　生芪三钱　生党三钱　防丰　桂子　白芷　正朴　川芎　桔梗各一钱　甘草八分　當归钱半　酒引

醒消丸　乳香　没藥各一兩　射香钱半　明雄五钱　共末取黄米飯一兩搗爛入前藥再搗為丸如萝蔔子大晒干忌烘每服三钱熱陳酒送服醉盖取汗酒醒

癰消痛息

西黃丸　醒消丸内除明雄加西硫黃三錢如前法用飯一兩為丸凡患乳岩瘰癧核痰流注肺癰小腸癰等毒每服三錢熱陳酒送下患在上部臨卧服下部空心服

洞天救苦丹　取露天有子蜂窠鼠屎尖者青皮楝樹子立冬後佳各用瓦上炙存性各等分配準研和每陳酒送服三錢服規要隔兩日再服

大棗丸　山羊屎曬干炒灰存性悶熄研粉收貯過久爛不堪將見内腑者以大棗去皮核先搗爛如泥次入前粉捏至成丸每服四錢黑棗湯送

代刀散治癰疽成膿不潰　角刺炒一兩　生芪一兩　生甘草

乳香各五乃每服三錢酒送立潰

海浮散治潰不收口　乳香沒藥安箬葉上火炙干研末敷患處再貼膏藥此莱毒尽則收口毒未尽則提膿外出

中風不語痰鳴氣喘宜黑鉛丹　硫黃黑鉛同炒成沙附子肉桂木香沉香茴香肉叩胡巴故紙起石金鈴愈後接服芪附理中湯如表虛不固宜服黃芪防丰焦术

偏頭風　取老雁鷹頭鹽泥封固火煆研末酒送

鵞掌風　大蒜梗燒烟燻

冷骨風　青木香三乃泡大曲酒煎湯服

閃腰挫氣　王不留行半乃炒研酒送

筋骨痛 騾修下蹄甲燒存性研末調酒服

痛風走注風濕脾痛及風痰注痛手足身體收攝不遂肢節痛疼語言蹇澁 鬧羊花根二乃花色黄性猛烈忌多服 糯米一盞黑豆半盞酒水各一碗煎服大吐大泄而愈

筋骨痛似或絆緊 紫背浮萍三乃 菖蒲根三乃 當歸二乃 燉酒服

遍身風痛 當归三乃 薄桂乃 元胡乃 天麻乃 研末酒服

跌打老損風痛 白面杌根月 金櫻子根月 旱掛墓子根月 山胡椒根馬蹄香根伸根各五乃 紅牛膝二乃 氣痛加木香五分 在手加入桂枝乃 在足加五加皮五乃 燉酒服

寒痰注膝似鶴膝風但白腫無痛　漂生附片三钱 安朴
桂钱去皮 炮南星钱半 蚕麻絨八分 灵仙根八分酒炒 粉甘草
八分 煨姜引

手足老損痛　蘇薄荷根燉酒服

脚湾筋痛牽扯大腿等處無紅腫此症不宜滋陰
附塊五钱 麻絨五分 炙草钱 汗發一二次後即止而勿
服

水濕脚痛此症或因汗後下水或遠行下水水氷入
骨發痛或痺而不痛又名軟脚風此氣血兩虧風
濕入骨之症初用蠲皮湯以治其始史國公藥酒
治其中八珍湯加鹿茸龟膏以治其終　蠲皮湯
姜活钱 赤芍钱酒炒 姜黄酒炒 甘草各五分 黄芪 當归酒炒

北風各二小

史國公藥酒方　乾茄根蒼耳子羌活北風松節萆薢蚕沙當归牛膝杜仲枸杞虎脛骨鱉甲焦朮

八珍湯　台党茯苓焦朮炙草當歸酒芎熟地

水濕脚氣骨肉疼痛或腫或不腫多因汗後下冷水初服五積散加牛膝五加皮次服独活寄生湯三服陽和湯除熟地加首烏

疔瘡食生黄豆不覺生豆氣味便是

陽疔初起一小泡或紫紅或黄白黑根脚紅腫疼痛牽心寒热交作口苦舌干初服五味消毒等茶宜用披針或斜口刀刺入疔頂二三分深挑断疔根除尽黑血如凝血不流以水洗之刺見鮮血而止

以三品一條鎗或蟾酥丸降丹等藥飯展為條和
米長米大以三條捶入瘡內上蓋拔毒膏兩日一
換毒收腫消則日以三仙丹攙之
五味消毒飲　銀花三錢蒲公英菊花紫花地丁紫背
天葵子各錢半水煎酒引服後被蓋出汗為度
又解毒飲　花粉銀花牛子連翹枝仁土茯苓荊芥
北風甲珠天丁條芩川芎菊花　大便閉加大黃
油當歸灯芯引
陰疔肉腫瘡不腫色白頂陷舌滑惡寒戰栗宜服托
裏溫中湯外用拔針刺破疔頂二三分深見好血
而止捶入蟾酥丸或降丹三品一條鎗三條上蓋
膏藥兩日一換

托裏温中湯　生芪八錢　生黨錢の　淮山錢の　附塊錢の　西砂錢半　白芷半錢　北風錢　銀花益母草錢各二　生甘草錢　神砂引有嘔加丁香干姜凡疔瘡不拘陰陽食瘟牛猪起加山查錢の

疔瘡微腫微紅頂陷散漫者半陰半陽也

生芪の錢　洋彡錢　當归連翹花粉白菊蒲公英銀花錢各二　川芎半錢　粉草錢　白芷錢　益母草錢　酒引大便若閉加大黄

疔毒發腫神昏名走黄或離疔各處紅腫起塊宜於結塊處用鈄口刀刺去惡血血凝不流以水洗刺見好血而止用蟾酥降丹或三品一條鎗飯展爲條捶入孔内上蓋膏藥法與疔毒初起同遲則不

救或在將昏時急取土蜂窠有子者一兩蛇退一條泥封火煆存性研末白湯下三錢大痛而愈又方急搗芭蕉根汁服立之救　又方耳蒼子四兩炒生甘草二兩煎水服或服回疔丹　牡蠣枝仁銀花木通乳沒花粉地骨皮胆草皂刺白蒴連翹牛子水煎服

疔瘡誤食瘟猪牛馬肉發者　桐油樹葉搗爛絞汁一二碗頓服大瀉乃愈無葉取根研水服以利二三次為度

搠唇疔　蛔虫搗爛敷又方五穀虫爆末白凡三分蟾酥三分調燒酒塗

疔瘡仙方兼治鬢疔紅絲疔面白疔　用患者耳垢

藍垢刮手足指甲屑和匀如豆大放茶匙内燈上炙少許作丸將銀簪挑開疔頭拔内外用綿紙一層津濕蓋之拔疔止痛

疔瘡不拘陰陽　五谷虫研末調醋塗

陰疔頂陷敷藥　川烏　草烏　北辛　五棓　胡椒　白芷　研調醋敷

紅絲疔有紅絲牵出用針挑斷其絲雄黄　山柰　北辛　馬錢子燒存性　益母草燒存性　共末調燒酒敷兼治陽疔並半陽半陰疔

三品一條鎗　遊延虫一只　班蝥二只去頭足羽　巴頭五粒　白信　凡共末飯展爲條如米長米大每用三條乾晒

蟾酥丸　蟾酥和生白信或降丹飯展爲條如米長

米大晒干用三條插入瘡内上盖膏藥兩日一换
看週圍腫毒收聚疔頂則止 而勿用 如内有頑肉
用刀剮去攙以三仙丹
加味歸脾湯治潰後脾虚飲食减少 生芪生党當
归焦术枣仁遠志茯神欝金香附木香酒引
一治疔凡攻利大過致脉虚發汗宜補中益氣湯
如發熱口渴便閉宜 黄連黄栢黄芩梔子各一錢
生大黄二錢葱頭五个水煎服
疔疮頂尖赤痛 老虎鬚根巴豆共搗爛取口涎塗
敷立破
疔腫垂死 菊花一握搗汁一升入口即活
丹毒 李樹根燒研和田中水搽

蟻子丹　杯膏油搽患處

赤丹如疥不治殺人　嫩青羊脂摩數次愈

痘疹後目內生翳　青菓核磨水點

痘後目生翳　白菊花蟬蜕共末每用二錢入蜜少許

煎水服

青盲眼　枸杞三从菊花从每早煎水服

眼生倒毛　木別子末綿裹左眼塞右鼻右眼塞左

鼻

暮不見物名盲雞眼　用補中益氣湯加枸杞山茱

肉山藥煎水服

癩痢白禿　雞蛋十个攪勻用香油煎成一餅乘熱

盖處患俟冷再煎將上面又覆上如此數次全愈

纏頭蛇　内紅消過山龍共末調燒酒塗

纏腰蛇　紡車蠅燒灰調燒酒塗

魚鱗痣　先剔痣見血用鴉胆子去壳研末敷以膏藥蓋之

牛皮癬　銀花生地土茯苓當歸各等分煎水服外以松香雄黄共末用紙捲条為條浸菜油内燒取滴下油和水銀塗又方鐵線粉以綫炙燒去其烟直上結一毬者真生姜片拌藥擦

治似癬非癬痛癢出汁　木子樹葉煎水洗

遍風身痒疥瘡　土蒺藜煎水洗

頭皮内時有蛆出　絲瓜葉搗汁搽

蝴花瘡　胭脂川貝各三分　胡粉二分半　煆没藥硼砂各二

分共末掺之

諸瘡努肉　石硫黄末月掺之又方烏梅肉三月煆存

性為末掺之

牛皮癬　全蝎班蝥各十枚巴豆肉二十粒香油一

兩同煠色焦去渣入黄蠟分候溶收貯朝擦暮愈

疥癬　枯礬六分蛇床苦參蕪荑各五分雄黄硫黄大楓

肉川椒各分半輕粉樟腦各一分共末和生猪油擦

痘疹黑陷　人牙燒存性研末每服一箇酒送

合口生肌　山上風雨漂白牛屎為末掺

瘡不收口　鯽魚去腸雜入鵝羊屎焙燥為末掺

肉爛生蛆　萆麻子焙枯為末攤上即出

黄泡瘡　艾葉雄黄松香硫黄銅綠共末搗生[illegible]

和紙捆為條燒取滴下之油塗之

跌打傷　凡跌打初起若不十分沉重務宜先服五積散二三劑或參蘇飲加黑荊芥亦可以逐其寒邪若寒濕未清而遽服跌打丸或補藥恐一經閉表必咳嗽成癆或行走艱難致成痼疾此時亦宜速服五積散方能開其腠裏愈後接服六君湯或八珍湯

一跌打金鎗出血過多昏沉不省者　人參不拘多少如無參用高麗參二三兩　無力者用真台党三兩切片煎水灌服待醒後隨症用藥

一跌打腫而不紅此是阻氣宜五積散加莞只實檳榔山稜莪朮等藥一二劑後宜六君湯加當帰酒芪

一跌打紅腫青黑此是阻血宜五積散加歸尾紅花澤蘭大黄等藥若皮不破而内損者必有瘀血亦宜攻利

一損傷腰脊等處牙関緊閉先吹通関散次服和血行氣藥

一凡傷亡血過多者外敷止血藥内服酒芪两當归五分

一刀斧重傷斷筋折骨亡血過多者必昏沉以熱小便嚾之急敷生半夏末勿令傷處進風醒後必大渴不止若飲湯水及冷水則無救宜　蜜芪两當歸五分煎水多服数剂如無藥只多飲熱小便可也

一跌打口吐黑血盈斗急用補藥或吐血如漆宜有瘀血宜下或吐而不止丁香白叩西砂各分一焦朮

三匁艾草五分酒引

一打傷大汗不止痛連胸腹時時昏悶　酒芪月當
歸五匁丹參の匁

一孕婦跌打傷不宜下血輕者和血安胎即愈

一傷後被風邪外侵咬牙戰慄發厥法用行經絡散
風寒藥宜辛温或亡血過多藥必兼補

一損傷内有畜血因而發熱作渴或悮飲冷水及冷
茶酒生菓等物當與中風同治用辛温藥加巴霜
通利瘀血俟畧醒再用辛温兼補

一損年老及體弱者雖有畜血不可峻攻

一打傷不曾即治或留瘀血在内久則身瘦腹脹宜
五積散加歸尾紅花澤蘭黄大通利瘀血後接服

六君湯加歸芪

一從高墜下或棍打重傷血流脇下嘔逆昏悶胸腹脹滿大便閉脉堅實者柴胡三錢大黄二錢花粉桃仁歸尾牛各錢甲珠錢紅花八分酒引食前服以利為度

接服六君湯加歸芪

一跌打瘀血在内煩悶者　蒲心酒黄末空心酒送三錢

墜馬瘀血積胸唾血無數　乾藕根為末服酒二錢

跌打瘀血在腹　野苧葉順流水絞汁服即通血皆化水

跌打損傷　木耳四兩錢研末每服一兩用麻油三匙酒送

跌打骨接離脱　生螃蟹搗極爛用淡開酒沖服任量飲之以渣敷患處按骨接轉扎定敷半日即揭去其骨自合

治跌打不拘上下損傷金身丸　正台党六兩　丹參炒四錢　附塊紫荊皮　肉紅消各兩半　紅馬鞭連根三兩　虎骨炒四錢　歸尾　香附製　茜草　川牛膝　澤蘭　杜仲　故紙　烏藥　赤芍　西砂　法下　豆硃砂水飛　碎補　乳沒去油各一兩　北風血　蝎　山稜　莪朮各八錢　灵仙　姜活　独活　蘇木　五加皮　只殼　桂枝　梹榔各六錢　土別製兩　藍田七　北辛三錢　公丁香五錢　馬金子十粒童便浸七日去毛麻油煎至黄黑色為度　青木香三錢　射香錢　共末麵粉糊丸如抱圓核大硃砂為衣每用一丸研末沖開酒服又以一丸研末沖開酒以表心

紙蘸藥酒向傷處久擦傷紫黑者擦至轉紅色為度若接骨以傷痛處擦至不痛或痛减為度然後將骨撥正為旧外用紙細竹片扎定對時解去即愈其丸藥擦傷用紙不用布者以紙不傷皮也服此丸三五粒後体虛者接服六君湯加歸芪体寔者接服八珍湯各十餘劑

跌打还魂丹　參鬚五分　少婦乱髮燒灰用　射香五分　羊胞衣洗淨瓦焙干用　共末每用二分調酒服

殺傷腸出不收　口含冷茶一噴其腸自入外用雞皮合口不可用口吹入取桑皮為線縫之

跌仆攣筋久不愈　楊梅樹皮晒干研以滴花燒酒隔湯燉熱敷以絹扎好每日一換自愈

接骨定痛散　胡椒（匁研）生姜紅曲（各三匁）土別（の箇研）麪
粉（五匁）沙糖（の匁）甫女草（上午阴手摘下午阴手摘忌遍婦人手）共末爲
餅敷傷處再用雄雞一只重半斤去頭足腸帶熱
敷於藥上扎定俟癢極則解去不可多一刻不可
少一刻多則生附骨少則接未完

刀斧斷筋　生螃蟹搥酒糟敷一炷香久即易去換
敷刀斧藥自續

乱棍打傷將死　生螃蟹搗爛燉酒服或用沙糖（の月）
燉酒服腹內瘀血可解

跌打傷目　生地用木器搥乳汁敷一宿或用鮮豬
肝貼

刀鎗止血　老姜（一斤）頭髮（半斤）桐油痂（二月）各入鍋內燒

存性共末磁罐收貯遇跌打刀鎗傷口大者調茶
油敷用帶扎緊傷口小者干掺傷口若痛用葱頭
搥沙糖敷　又方龍眼核去外光皮研末掺或用
嫩苧麻葉小便內浸七日晒干研爛敷
跌打昏閉不醒接氣方　取一二年之雄雞用繩吊
死去腸雜勿加水碗內蒸熟取雜自來湯調硃砂
分辰砂分水飛服
墜死瘀血衝心欲絶　急撬開口以热小便灌之即
活
凡跌打氣絶心頭温皆可救將本人如僧打坐令一
人將其頭髮控放低以皂角末吹入鼻內如活即以
姜汁和香油灌之接服酒芪丑當歸五分

凡跌打壓墜諸傷皆驚動四肢五臟必有惡血在内先用通利二便藥和童便服大小腸俱通則無煩悶攻心之患

凡傷損專主血論肝主血不問何經所傷惡血必歸於肝流於脇鬱於腹而作脹痛体實者下之宜大黄芒硝各二錢當歸蘇木紅花桃仁各一錢厚朴陳皮木通只壳甘草各五分水煎空心服体虚者復元活血湯 柴胡三錢大黄二錢花粉桃仁歸尾各錢甲珠錢紅花八分酒引以利為度接服六君湯加歸尾

杖傷 三七無名異地龍白蠟為丸酒送先服更佳

中藥箭 雄黄研末敷或用五棓子樹皮敷

竹木刺或鉄釘刺傷 斬蛇劍兜搥酒糟敷或用七

葉一枝花兜擂燒酒敷或用煨鹿角末調水敷

火把竹簽刺脚毒膝蛇咬　蛔虫數條搗爛敷簽出

腫消

銃子傷　灶雞子香附子九牛子梧桐子土狗子俱

取生的研爛和黄牛屎敷如傷深加磁石末若火

毒内攻服三黄散二剂　又方取南瓜穰敷

箭鏃鉛彈傷　千斤萊搗爛和沙糖敷可出如傷咽

喉用開水和前藥徐徐飲下又方蜣螂三個巴豆五粒

共末敷

湯火傷如起水泡須挑去水泡内有餘肉如豬油者亦宜挑去外以藥敷又防入肉取效

大黄五乃當歸四乃荊芥三乃黄芩三乃北風二乃生芪月雲

苓月煎水服外以地榆研末調麻油敷

湯火初患時　急取二尺深的黃土調泉水厚敷不
起泡不潰爛劉藥傳　又方無論已潰未潰酸棗樹
皮研末和三黃散調茶油敷
湯火潰爛先鉗去莢腳　取老松樹皮研末調茶油敷袁紹通傳
硝火傷　煤炭塊擂末入茶油少許再擂塗若有痛
用熱酒入烟筒入內取烟油搽痛處
人咬傷　糖雞屎塗咬處或用荔枝核研末摻外用
荔肉貼
虎犬傷人　明礬研末敷
風犬並毒蛇咬傷　取新鮮人糞塗傷處
癲狗咬傷　服藥後于咬者睡熟時以白扇搧之驚
惕者毒未盡也宜再多服服至不服至風乃止忌魚

鯉菉豆烏豆一両 班蝥七粒糯米炒令 大黃三錢 朴硝

錢半 馬錢二粒火煅黑去毛烟尽為度 紅花 歸尾 桃仁去皮仁 赤芍 蘇木

五 骨虎 黃芩 黃柏 明礬 車前仁 山稜 莪朮各一錢 木通

分 烏竹鞭煎水服 又方茜草一両 射干五錢 煎水

代茶服易斗英傑 又方茜草一両 射干五錢 烏竹鞭一両

灯芯一丸引兼治六畜被咬 又方毒發者服此

馬錢子水浸七日去毛炒黑童便焠七次 體壯者服半粒小兒與

体弱者四分之一研末酒送昏醉任卧 又方毒

發後取過路黃剃煎水多服或用明礬和蜜開水

下

常犬咬傷潰爛 馬錢子燒存性研末調麻油塗或

用杏仁研爛敷

馬咬傷　馬齒莧煎湯服

猪咬潰爛龜板焙研調麻油塗

猫咬　薄荷研末掺

鼠咬　猫毛燒灰調麻油搽

蛇咬　白芷黄柏黄芩黄連樟腦各一錢　木香半錢　内紅消茅裡冬瓜各五錢　雄精大寸金寮竹消各三錢　蛇王皮檳榔各二錢　蜈蚣二条麻油炙　細辛五分洋片一分共末調糟燒酒服凡被蛇傷若頭上有紅髮三條者無救

又方臭扁虫口嚼爛擦患處并敷　又方麥冬兩去心白芷二兩煎水服頃刻傷處出黄水仍用此藥敷

蛇咬紅腫起泡　黄荊心搗汁敷泡渣敷咬處或用牛仍子樹汁搽泡上

蛇咬並發牙蛇　山豆根煎水服外以山豆根擂燒酒塗

蛇蝎螫傷　燒刀頭令赤置白礬於上汁出熱滴之

蛇虫諸毒傷人口噤目黑　白礬甘草研末冷水送二錢

蜈蚣咬　取牛鼻汗搽之或用旧傘紙燒烟燻咬處

蜘蛛咬　取灶上油雞婁擂爛調口涎敷或用毛裡冬瓜擂燒灰搽或用蒼耳草搗汁服渣敷咬處或飲羊乳亦愈

蜂螫傷　蚯蚓糞調水塗

解砒霜毒　生大黃生黃芩生黃栢生黃連各一兩晒干忌火研末調澗水（桐亮澗更佳）作餅晒干久調調湿

又晒如此七次晒乾磁鑵收貯体壯者每服三錢弱者二錢茶水均可調服即服即吐或用黄泥調冷水服　又方井中青苔毛和生米擂溶調泉水服　又方黑鉛三兩磨冷水嚯之

服信已久　生大黄二兩生甘草五錢白凡一兩當歸三兩煎水數碗冷服大泄即生　凡服信口渴者北風八兩煎水時服勿飲茶酒如服信先入塩者解藥亦加塩少許

中水銀毒　掘地成坑入水攪成黄泥漿冷服

解水粉毒　胆凡二分研末調冷水服

解鼠莽草毒　大黑豆煮汁冷服或用本人汗衣煎水冷服

鴉片烟毒　好醋温热入沙糖服一二碗探吐之

解附子毒　紅棗或甘草煎水服皆效

解巴豆毒　川黄連半煎水冷服

班蝥毒　夏枯草煎水冷服或菉豆湯亦可

解蛇毒　蜈蚣煎水服

解蜈蚣毒　灶上油雜婁研末調冷水服

六畜肉毒　灶芯土煎水冷服或以頭垢泡水服

山菌毒　黄土攪水服又方用胡椒生姜同煎水服

試有無中毒法但覺腹中不快即以生黄豆食之若不聞腥氣此真中毒也急以升麻煎水多服使吐切忌飲酒

中燒酒毒　取鍋盖上氣水半盞服

烧酒醉死　取井底泥罨心胸
中酒毒　黑豆一升煮汁三盏服
悮食桐油　嘔泄不止飲热酒即解
悮食頭髮　飲白馬尿即出
悮吞銅鉄金銀　砂仁用煎水服即出
悮吞木屑　鉄斧磨汁服
悮吞鉄針　韭菜同蚕豆煮食即出
悮吞螞蝗腹脹痛黄瘦　飲蜜即出
諸骨硬喉　苧麻根搗丸如彈子大吞下
魚骨刺喉　青菓核磨水服
烟竿傷喉　取側房帯糞紙烧灰吹
悮吞篾刺　灯心烧灰一撮安膏藥上就外向内痛

外貼

咽喉疼痛牙關緊閉　韮菜搗汁滴入鼻内或口中皆良或和醋

喉鵝　生紅牛膝扭汁服或用雞肫皮燒存性研末吹

喉癀喉癬喉癰喉蛾　生射干頭磨醋以布裹縛箸尾湛汁洗喉痰出尽自愈

榖芒刺喉　取鵝涎或鴨涎燕之

救自縊　凡自縊高懸者徐徐抱住解繩不可截斷安卧被中徹徹撚正喉嚨以手掩其口鼻勿令透氣氣急即活令一人以脚踏其兩肩以手挽其髮常令弦急勿使縱緩一人以手按摩其胸上屈申

其手足若已僵直漸漸強屈之一人以脚裹衣塞其糞門又以竹管吹其兩耳候氣從口出呼吸眼開仍引按不止須臾以薑湯嚾下漸漸能動乃止此法心頭微温者雖一日以上亦可活又法猪尾條用热湯湯去毛揷入喉内即拔出氣即通

救人無故思自縊名曰扣頸傷寒　只以傷寒藥治自愈

救溺死　取大甕或酒罌覆地以死人腹覆甕上以微火放甕内燃之須臾甕煖死人口中水出盡即活但不可過熱又方以鴨血嚾之即活又方用艾炙臍中即活

救凍死　及落水微有氣者脱去濕衣解活人热衣

包煖用大鍋炒灶灰令煖囊盛熨心上冷則换之候身温目開氣回後用温酒或姜湯嚾之若不先温其心便將火烘則冷氣與火爭必死

救餓死　先以粥飲稍稍嚥下令咽腸滋潤過一日漸與稀粥之啜過數日乃與軟飯則活若先與飯喫及肉物必死

救五絶自縊牆壁木石壓溺水魘壓產難　用生半下末吹入鼻中心温者一日可治

凡中風中暑中氣中毒中惡乾霍乱　生姜自然汁加童便調服立愈

救卒死　取半下末或皂角末吹入鼻中或以雄雞血滴入鼻中　凡卒死者口張目開手散遺尿為

虛宜補氣目閉口噤手拳爲实宜發表

乾霍乱心腹疼痛欲吐不得　取蜘蛛生断去脚呑之即愈

溺死縊死魘死　取韮菜搗汁灌鼻中得皂角末同灌更佳

東風散痢症主方　蒼朮地榆當归赤芍黄芩甘草丹皮紅花枳壳兵郎山楂厚朴青皮各一钱　艾葉引

一血止腹痛本方去當歸地榆加烏藥香附各一钱

一裡急後重後痛不可忍本方加青木香桃仁各一钱

一白多紅少氣虛微痛本方加吴萸乾姜各五分

一氣虛足腫補中益氣湯加故紙廣本木香

一噤口痢　食盐煆三钱　沙糖少許和煨姜陳米炒煎水服

一久痢完谷不化　川椒烏梅艾絨干姜赤石脂火煅

水飛醋糊丸服

痢症　三月枹根月切片卑炒　生姜三片蜜二調姜共煎

服無紅去蜜蔚刈家啓又方用鬼箭羽二月酒炒水煎服

噤口痢　五谷虫炒乾為末每用二錢米湯下

痢症腹痛不止　三白草月　黃牛屎燒灰六从共煎水服

治毒痢臟腑撮痛膿血赤白或下血片日夜無度及

噤口惡痢初起禁用　干姜◎从黑豆月半炒去殼　粟殼

八从蜜炒地榆甘草各六从　白芷芍三从分三四帖水一鍾

半煎八分服

十香丸治痢止痛立效　公丁香廣香沉香檀香甘

松大回小回乳香吳萸桂子白芍石榴皮炙甘草

生甘草西砂頭藿香川朴 山楂黄荊子各五錢 射香二分 氷片二分 共末炒旱米粉糊丸每丸三分為度每服一丸湯姜下收功每丸加鴉片烟灰一分服

痢症丸 初起勿用 党參一兩 西砂頭五錢姜汁炒 白叩二錢姜汁炒 公丁半錢 吴萸五錢黄連水炒 廣皮半錢 厚朴三錢姜汁炒 鴉片烟灰三錢 共末炒旱米粉糊丸每丸重五分每服一丸姜湯下 東陸欽俸

萬應丸 治肚痛嘔泄胸腹脹滿瘟疫痢症氣痛瘧疾山嵐瘴氣風寒暑湿中痰痧閉等症 婦人胎前產後勿服 防党一斤單炒 廣皮北半雲苓完的無假 吴曲 前胡藿梗各八兩 蒼朮烏藥川芎姜活蘇乙只殼香附製 檳郎白芷桔梗西砂頭完的姜汁炒 法下姜汁炒各六兩

正朴五两姜汁炒 麥芽五两炒 北查 白芍四两炒 廣木香 薄荷 吴萸泡 粉甘草各四两 草菓去壳三两 共末洒水為丸或炒早米粉糊丸每服四錢姜湯送下

加減正氣丸 治肚痛嘔泄外感内傷胸腹滿悶中暑氣痛等症 正樸三两姜汁炒 藿梗三两 廣皮三两 云苓三两 西砂頭三两姜汁炒 法下姜汁炒 神曲各二两四分 白芷 甘草 蘇乚各一两五分 共末外用伏毛三两 生姜三两 煎水洒丸每服五分姜湯下

神效消暑丸 治傷暑痧脹肚痛嘔泄不拘干温霍乱皆效 白苓 赤苓 白芍炒 生甘草 炙甘草各二两 蒼朮炒 西砂頭姜汁炒 川樸姜汁炒 法夏姜汁炒 藿梗 廣皮各一两 赤芍二两 共末用生薄荷搗汁和開水洒丸

凡遇前症倉卒時不拘温冷茶水送下三分易光收傳

暑天痧丸　正樸錢兩薑汁炒　黃荊子兩錢　蒼朮　蘇　紅藿香

法下各三兩　山柰　甘草各二兩　畢沉茄二兩　西砂頭薑汁炒

吳萸各兩半　良姜兩　外加牛欄栓上的黃牛干屎五兩

炒香　共末洒水為丸每服三分淡姜湯送下

點眼痧藥　明雄三分　牙硝錢分　明凡二分　上射一分　共擂細

末点男左女右眼角

陰痧腹痛手足冷　葱頭豆豉煎湯服汗出即愈

陽痧腹痛手足温　以針刺其十指背近甲半分許

血出即安又法以手蘸温水于病者膝湾内打拍

有紫黑点處以刺針去悪血即愈或以蚕退紙燒

灰調燒酒服

急驚丸　治小兒傷風大熱不退頭痛身痛面紅目赤口中氣熱等症若面白目青嘔泄不止或身雖發熱而鼻尖則冷者禁服

防党五錢单炒　淮山三錢炒　銀柴胡二錢　前胡一錢半　北丰荊芥　白姜虫姜汁炒　法下姜汁炒　西砂姜汁炒　薄何各一錢　明天麻煨切片姜汁炒　南星炒　竹黃　川樸姜汁炒　全虫洗淨姜汁炒　白附姜汁炒　北退麥芽炒　川姜活　炙草　北查各八分　共末外加生姜一錢の勾藤耳一錢　蘇乙五分　桂枝五分　共煎水酒丸硃砂為衣每服一錢姜湯送下

天保采微丸　治小兒風寒侵傷營衛面紅目赤口中氣熱風寒未解而發搐者并治一切外感風寒等症若嘔泄不止面白目青頭身雖潮熱不退而

鼻尖則冷者忌服宜慢驚丸　防党八钱草炒

术前胡云苓川芎法下各二钱姜汁炒柴胡川朴桔梗藿

香酒芍西砂頭姜汁炒只壳甘草各一钱葛根陳皮

各一钱防丰钱神曲钱共末外加薄荷钱钩藤钱

二分

煎水酒丸每服二錢姜湯送下

補中益氣湯　治小兒体虛傷寒發熱頭痛半表半

裏等症虛体傷風若過服發表寒涼等藥者多不

救　酒芪四分酒党三分焦术三分柴胡分當歸二分川芎

分法下分姜汁炒陳皮炙草各八分

慢驚　按慢驚由小兒嘔泄後而得者居多或久瘧

久痢痘後疹後或因風寒發熱而過服發表寒涼

以致目瞑倦卧声低息短氣少懶言身重惡寒種

種危症雜出或神昏氣喘手足逆冷或目光昏暗汗出如油或手足抽掣角弓反張或腹中氣响喉內痰鳴或囟門下陷昏睡露睛或嘔泄肚痛而面白眼青或不嘔不泄不肚痛而鼻孔搧動而且眼或半合半開身或乍寒乍熱唇或開裂出血而口氣則寒而或噴熱如火而鼻冷尖則冷此皆三陰危症治病者但審其病與前症有二三相對而又試其鼻尖冷否若冷則無論或發熱發寒急服芪附理中湯恐不救如未冷則宜六君湯加酒芪干姜如痰塞咽喉宜先服逐寒蕩驚湯以開其痰關後接服芪附理中以固其本若病雖與前症稍符

良氏

而又大熱口渴不已宜進六味回陽飲

如此庶不致悮

芪附理中湯　治慢驚鼻尖冷口氣寒或泄嘔不止者　酒芪六乃酒党五乃焦朮五乃西砂乃姜汁炒黑姜乃炙草八分紅棗三粒附子三乃為引

姜芪六君湯　治慢驚目瞑倦卧少氣懶言鼻尖未冷者　酒芪三乃酒党9乃焦朮三乃云苓乃法下乃西砂乃姜汁炒陳皮五分干姜炙草各八分紅棗引

逐寒蕩驚湯　治慢驚痰塞咽喉声如牽鋸服此能開痰止嘔　胡椒黑姜薄桂各一乃丁香十粒共末用灶心土三月煮水澄清煎乙大半杯頻頻嚾之痰開後接服芪附理中湯

六味回陽飲　治慢驚身雖熱而悪冷飲口雖渴而

喜熱湯　熟地五钱　酒党四钱　當歸二钱土炒　附塊三钱　黑姜钱　炙草八分　西砂钱　若盜汗加酒芪四钱　若瀉泄加去當歸加淮山三钱炒　若頭身雖熱而鼻尖則冷者宜芪附理中湯

燥症　按小兒病有從補從涼俱不效者當以燥論其症身熱無汗嘔泄氣促鼻痛口渴肌瘦皮如鱗甲脉洪者是盖無汗因熱久津枯嘔因燥鬱故食不入鼻煽因虛火觸肺而金受（氣）傷渴因真水内涸而求援外水泄因肺移熱于大腸傳為腸澼肌瘦因三陰虧損漸次銷落鱗甲因肺内灼乾故外見皮毛枯槁凡此種種止宜養金潤燥世医多不識兹輯方於此以備採用

養金潤燥湯　骨地四乂参半二乂五味二乂麥冬二乂阿膠
乂尖貝半乂熟白蚕引

壯水救金湯　熟地五乂骨皮三乂淮山三乂枸杞二乂丹彡
三乂阿膠三乂甘草乂茯苓半乂　李睛川傳

回春丸　治小兒脾胃虛弱肚痛嘔泄体瘦眼青乍
寒乍熱慢驚等症　防党六月单炒淮山五月炒意米五月
炒焦朮四月芡實四月炒　西砂頭二月姜汁炒法下月姜汁炒神
曲陳皮使君各一月　共末炒早米粉糊丸紅棗湯送

搐鼻散　治目腫脹紅赤昏暗羞明癮澀疼痛風痒
鼻塞頭痛腦酸外翳攀睛眵淚糊粘　鵝不食草
晒干二乂青黛乂川芎乂共細末先含水滿口每用如
米許搐入鼻內以淚出為度

洗眼及時雨　治目風热紅腫痒痛䀹淚

青盐朴硝胆礬銅緑荊芥穗薄葉細辛黄連黄柏月石各一ㄢ　煎湯一鑵載熏載洗痖甚者輕輕者徐

痨

吐血下血或血如泉湧口鼻皆出　側柏葉蒸乾高麗參如無高麗用大洋參片各一月切糯米炒共末每服二ㄢ入飛麪二ㄢ新水煮開調如稀糊服若無前藥取灶柴鍋底煤研末服三錢米飲送連進三服

吐血不止　取韮菜汁冲童便服

霍亂症吐瀉頭眩目昏手足冷　吴茰木五ㄢ食盐二ㄢ同炒焦煎水服

乾霍乱手足冷欲吐不吐欲泄不泄　吴臾食盐各三

用炒熱布包熨臍立效

婦人癆瘵垂死　金櫻子根削皮炆烏肉母雞取湯

服費不四五隻徐起

瘰癧　紫薇花根五錢燉酒服　李日廷傳

瘰癧　赤芍獨活紫荊皮石菖蒲白芷共末調葱湯

敷　英来組傳

乳癰不拘已潰未潰　野花麥兜內紅硝各五錢燉酒

服外用前二味擂糟燒酒塗

催生並胎衣不下　全歸用　丹參八錢酒炒　川芎三錢桂子

三錢研　川牛膝二錢車前仁錢半紅花錢半酒芪六錢酒引

產後血氣肚痛　豨薟草八錢酒炒　赤星草用酒炒其葉

莖皆似馬蓼而畧大畧白但其味不辣其葉底有

毛其莖起紅點多生水邊　山蕩子根〇錢

酒炒其葉香其子即畢沉茄名香葉子有寒潮⿱加皿枝子根三ㄆ酒炒共

燉雄雞服英屢驗傳

法製甘草治便毒懸癰腎漏傍陰莖生者為便毒生在腿胯為魚口生陰莖前穀道後為懸癰生肛門前後左右者為腎漏

大粉甘草八月以冷水一大缸碗浸水較甘草多半寸許浸一宿取起焙燥又浸原水中又焙燥如此數次以水乾為度切片研末每用二錢調開水服自愈年久者多服二料

內痔生疔出肛門　內痔年久內生一疔如箸大長半寸哭出肛門　螃壳肉半斤洗淨加油盐少許入鍋內炒至水出將水鑵起再炒再取此水炒至無水時入黑牽牛末の將螃肉水入鍋同煮熟取螃肉和湯服

出腸痔　王不留行子燒存性研末調桐油塗患處

外痔

除風酒　治風寒暑濕侵入經絡手足拘急疼痛並鶴膝風白虎歷節風屬寒者並治婦人雞爪風

附塊月　麻絨二及去節酒炒　甲珠三及　虎骨月酒炒　尖桂枝五及　酒炒　生酒燉服早午晚每飲一杯病重者三服立效服後手足若麻木即其效也但汗發一二次即止而勿服　此信基偉

破腦傷並各處刀斧傷　艾葉生姜桐油共搥爛敷

金鎗合口方　頭髮燒灰月　血竭兒茶龍骨火煅童便炙石脂大黃生半下倒插回生杉木蔸古墓灰黃柏雄黃乳香没藥菉豆粉白蠟各三及　氷片二分共末乾

摻收功加象皮三分　外用荆防敗毒散煎水洗去

膿血後摻合口藥

刀斧止血　灯芯燒灰存性蒲搧灰髮灰共末敷

打傷氣門　乳香沒藥烏藥獨活兵郎各三分　小茴五分

汪炒赤芍木通北風各二分　上桂分　川芎膝二分甘草分酒

引　魏步陞傳

白腫寒痰核痰塊並紅腫走痰東好西發　北芥子

柏葉共末毒紅者調茶敷色白者調酒敷

風損膏藥　貼風濕骨節疼痛久年損傷並痰核痰

塊　川烏草烏白附生麻黄羽各の天麻良姜山柰

蒼朮生南星半下北細辛蒼耳子肉紅消姜活独

活桂枝馬錢子乳香沒藥艾葉菖蒲白芷、　芾牙

皂各一両角刺澤蘭山甲枝子赤芍紫荆皮老官草
年健廣香桑皮各八分外加老姜半斤葱頭の両朝天椒
両胡椒両麻油の斤上黄丹廿四両炒黑前藥共入麻
油内春冬浸七日夏秋浸三日入鍋熬至藥渣焦
黑濾去渣再熬至滴水成珠為度旋將黄丹徐徐
入鍋用桃柳枝攪匀提起如膏過老再將麻油四
両熬熟摻入和匀

拔毒膏　治紅腫瘡毒瘰癧並刀斧諸傷閉口腫痛
已潰未潰皆效　川烏草烏麻黄角刺内紅消生
地各壹両男黑髮山甲桂枝蒼朮歸身乳没姜活独
活赤芍紫荆皮菖蒲白芷荆芥北風元乡木香川
芎生半下大黄破石珠各六両黄丹炒千二両桃節

柳節各七股麻油二斤燉膏法與上風損膏同

猫病犬病　烏藥煎水灌之

犬瘟　大黄烏藥蒼朮甘草各三凡煎水和飯食兼治

猪牛

犬被毒　用生桐油灌之或以生烟浸冷水灌之

猪病並痧閉　用鉄鑽刺其耳尖尾尖出血以細辛牙皂雄黄吹鼻

猪瘟　蘿蔔或葉飼之外以細辛牙皂川椒雄黄各五分共末吹公左女右鼻

牛瘟　欄中燒蒼朮　嘔噎以皂角末吹鼻又方枇杷葉十餘皮去毛韭菜青木香銀花根各一兩煎水灌下

哮症妙方　好沉香乃　威灵仙　真廣皮　老弓壳　真木
香乃各一　煎水另研　後豚腈肉半斤　所將煎藥水燉
肉極熟　先買俻白糊椒三乃　蒸熟研末　蘸肉徐徐
食下　刘光照傳

人形燥枯通体起燥皮必然陽氣虧弱宜取汗衣炮
水浴之取其以陽駁陽或者可以安全

鐵錘鉄鉋所傷　宜以魯鐵用刀削下對醋搽之

出盗汗冷汗用久年丸二口良塩一撮入丸内放於
火上燒紅炮水浴之其汗自止